AF326171

DE LA SOBRIÉTÉ

CONSEILS POUR VIVRE LONGTEMPS

———

CHEZ LES MÊMES LIBRAIRES

———

L'ÉCOLE DE SALERNE

TRADUCTION NOUVELLE EN VERS FRANÇAIS

PAR CH. MEAUX SAINT-MARC

Avec le texte latin en regard

PRÉCÉDÉE D'UNE INTRODUCTION PAR CH. DAREMBERG

ET SUIVIE DE COMMENTAIRES

1 vol. in-18 jésus de 550 pages avec figures

———

Coulommiers. — Imprimerie PAUL BRODARD.

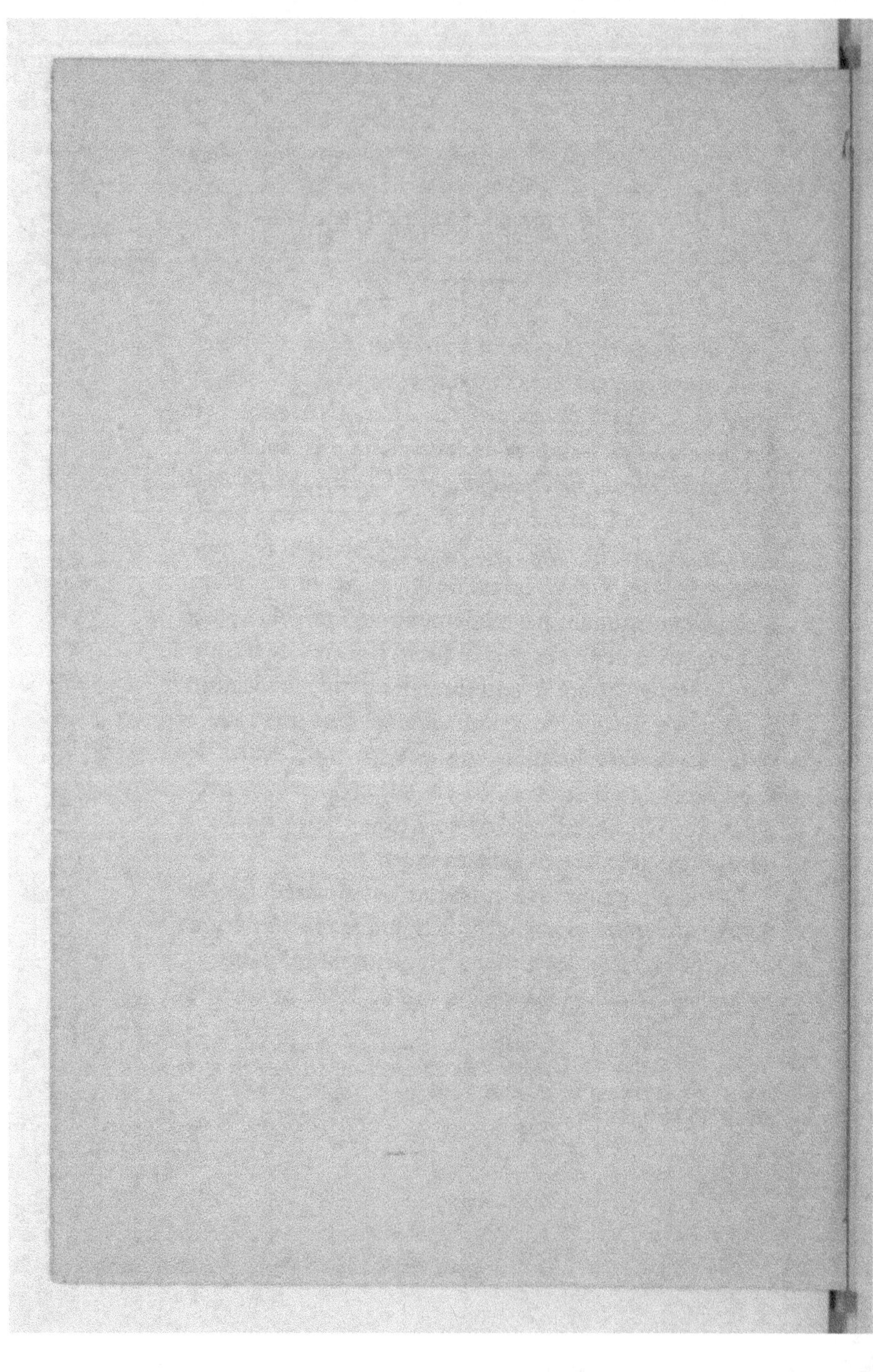

LE RÉGIME DE PYTHAGORE

D'APRÈS LE DOCTEUR COCCHI

DE LA SOBRIÉTÉ

CONSEILS POUR VIVRE LONGTEMPS

PAR L. CORNARO

LE

VRAI MOYEN DE VIVRE PLUS DE CENT ANS

DANS UNE SANTÉ PARFAITE

PAR L. LESSIUS

AVEC 5 PLANCHES

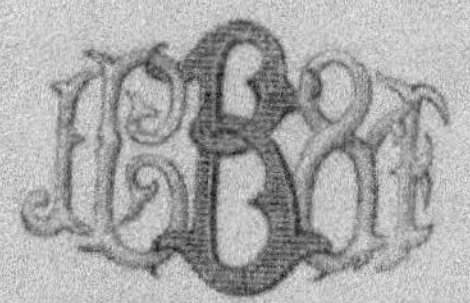

PARIS

LIBRAIRIE J.-B. BAILLIÈRE ET FILS

19, RUE HAUTEFEUILLE, 19

1880

AVIS DES ÉDITEURS

Nous avons eu la pensée de réunir dans ce volume trois ouvrages curieux qui ont toujours été très estimés et qui, malgré les progrès de la science, ne sont pas aujourd'hui indignes de leur ancienne réputation.

C'est le *Régime de Pythagore*, par Cocchi, le *Traité de la Sobriété*, par Cornaro, et le *Vrai moyen de vivre plus de cent ans en parfaite santé*, par Lessius; ces trois ouvrages renferment les vieux secrets de l'hygiène de nos pères.

Ils ne constituent pas seulement des curiosités; bien que ce genre de livres soit aujourd'hui très en faveur, nous aurions hésité à entreprendre cette publication, si nous n'y avions vu avant tout un côté pratique et utile. La nature humaine ne change pas; seules les conditions extérieures de la vie changent, et les principes que Cocchi, Cornaro et Lessius ont exposés et développés sont éternellement vrais.

La meilleure preuve nous en est donnée par les *Sociétés de tempérance* qui fonctionnent en Amérique et en Angleterre depuis une cinquantaine d'années [1], et par les *Sociétés de végétariens* qui se fondent en Alle-

---

[1]. Voyez Foville, *Moyens pratiques de combattre l'ivrognerie, proposés et appliqués en France, en Angleterre et en Amérique. (Ann. d'Hyg. publ. et de méd. légale.* Paris, 1872, tome XXXVII, p. 5.)

magne et en Suisse ; elles témoignent d'un mouvement très intéressant et très répandu de l'opinion publique dans le sens de la vie sobre et rendent de grands services aux populations laborieuses, en même temps qu'elles servent la cause de la civilisation génèrlae.

Le *Régime de Pythagore* de Cocchi [1] a été l'objet d'une révision attentive ; nous avons voulu que ce livre bénéficiât des travaux modernes, et que, tout en conservant la forme originale sous laquelle d'excellents préceptes sont présentés, il profitât de tous les faits utiles que la science des hygiénistes contemporains a fait connaître.

Nous y avons joint quatre planches destinées à représenter les céréales, les légumes et les fruits, qui constituent pour ainsi dire l'essence du régime de Pythagore. C'est, croyons-nous, une idée pratique que de familiariser le lecteur avec ces objets que le campagnard a toujours sous les yeux dans les jardins ou dans les champs, mais que le citadin ne connaît que trop rarement lorsque, transformés par l'art culinaire, ils paraissent sur sa table.

La traduction que nous publions du *Traité de la sobriété* de Cornaro [2] est entièrement nouvelle ; elle est

1. *Régime de Pythagore*, traduit de l'italien du docteur Cocchi. A La Haye, et à Paris, chez Gogué et Dessain junior 1762, in-8.

Luigi Cornaro, *Discorsi intorno alla vita sobria*. Edizione ricca di aggiunte. Venezia, 1826, in-12.

l'œuvre de M. Ch. Meaux Saint-Marc, l'élégant tra-
ducteur de l'*École de Salerne* en vers français; elle a
été faite sur la dernière édition italienne.

Léonard Lessius [1], qui était à peu près du même
tempérament que Cornaro, voulut essayer le même
régime et s'en trouva si bien qu'il le continua. Il com-
posa sur le *Vrai moyen de vivre plus de cent ans* un petit
traité qui peut servir de complément à celui de Cornaro.

La traduction française que nous donnons est fort
ancienne [2]. Mais sa fidélité et son exactitude nous ont
paru telles que nous avons cru devoir nous borner à
en corriger les expressions qui nous ont semblé avoir
vieilli, plutôt que d'en essayer une nouvelle qui lui
aurait été certainement inférieure.

Nous espérons que les sages doctrines de modération, de tempérance et de sobriété qui sont défendues
par Cocchi, Cornaro et Lessius, trouveront bon ac-
cueil auprès du lecteur.

1. Léonard Lessius, mort en 1623, a enseigné la philosophie
et la théologie à Louvain, a composé entre autres ouvrages un
traité célèbre, *De justitia et de jure.*
2. *Le vrai moyen de vivre plus de cent ans dans une santé
parfaite*, traduction nouvelle des traités de Lessius et de Cornaro, avec des notes, par M. D. L. B. (De la Bonodière.) Paris,
Louis Coignard, 1705.

J.-B. B. ET FILS.

15 novembre 1879.

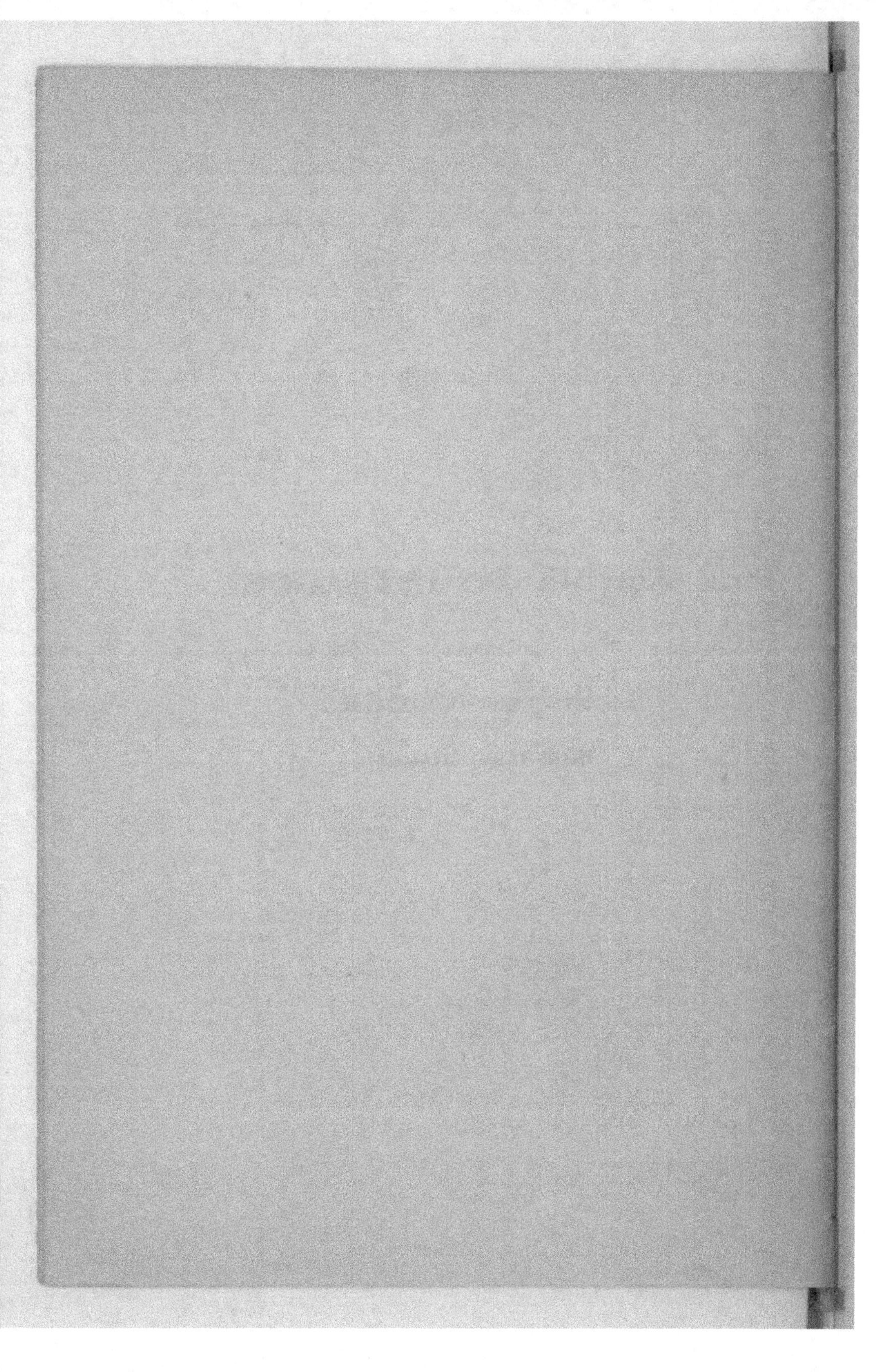

I

LE RÉGIME DE PYTHAGORE

D'APRÈS

LE DOCTEUR COCCHI

TRADUIT DE L'ITALIEN

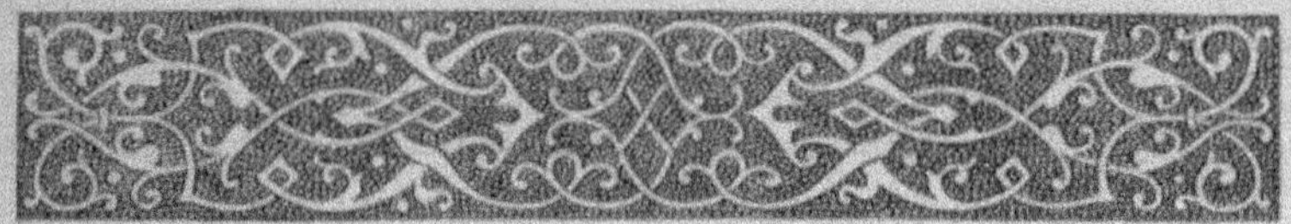

CHAPITRE PREMIER

PYTHAGORE a été l'un des plus grands génies que la nature ait produit. Il vivait cinq ou six cents ans avant J.-C.

Nous ne le connaissons qu'indirectement, par le témoignage des auteurs qui sont venus bien après lui, témoignage que nous rendent suspect l'injustice et la malignité que l'on remarque dans les uns, principalement envers les personnages de l'antiquité qui ont acquis le plus de célébrité, et l'ignorance grossière avec laquelle on voit les autres donner dans toutes sortes d'inepties et d'absurdités. Ajoutons à cela que la plupart de ceux qui ont voulu interpréter la doctrine de Pythagore ont défiguré ses préceptes pour n'avoir pas su en démêler le véritable sens à travers les expressions obscures et allégoriques dont elle est revêtue.

De là viennent tous les contes puérils qui ont été débités au sujet de ce philosophe; tantôt il est représenté comme un homme d'une bonté et d'une piété singulières, à qui les prodiges ne coûtaient rien, tantôt comme un imposteur, ou un magicien ridicule, ou tout au moins comme un philosophe fantasque et ténébreux.

Cependant, si l'on veut recueillir avec quelque soin tous les faits, toutes les circonstances qui regardent ce grand homme, en excluant toutefois tout ce qui répugne à la nature des choses, on n'aura pas de peine à se persuader qu'il approchait beaucoup de la perfection de ce caractère si difficile à rencontrer, qui résulte de l'union des qualités du cœur les plus essentielles, et des facultés de l'esprit les plus étendues.

Quoiqu'il ne nous reste aucun ouvrage entier et authentique de Pythagore, on trouve cependant tant de vestiges de sa philosophie dans les écrits de ses disciples, qu'on peut bien juger de son mérite.

Il fut profond mathématicien, et il poussa la géométrie beaucoup au delà des éléments qu'en avaient donnés les Egyptiens. Il se servit de l'arithmétique comme d'un calcul universel et analytique.

Il fut grand physicien et astronome.

Il s'est représenté le soleil comme un globe de feu, comme le centre lumineux de l'univers, et la terre comme une planète ; il pensait que la matière est indivisible. Il supposa que les comètes sont des planètes dont les retours périodiques se font dans un espace de temps considérable. Il reconnut qu'il y a dans le mouvement de tous les corps célestes une harmonie déterminée, c'est-à-dire un rapport de leurs masses à leurs distances. Il découvrit le premier les apparences de Vénus. Il comprit que la terre est de figure à peu près sphérique, posée obliquement et habitée partout, avec une égale distribution d'ombre et de lumière dans la somme totale [1].

Il posséda de plus l'histoire naturelle et la médecine.

Il a été le premier et le seul dans l'antiquité qui ait soutenu que la génération des animaux se fait par le concours d'animaux de même espèce, sans qu'il soit possible de supposer la même faculté dans quelque autre matière que ce soit.

Ces traits-là, et plusieurs autres que l'on trouve encore dans la *Physique* de Pythagore, sont un préjugé avantageux pour les points de sa doctrine qui sont restés dans l'obscurité.

Suivant tous les auteurs qui ont écrit sa vie, il avait pour maxime de n'endommager aucune plante fruitière et domestique, et de n'offenser aucune sorte d'animaux qui ne fussent venimeux et pernicieux à l'homme. Il se faisait un plaisir d'acheter des poissons, et, après qu'il en avait examiné soigneusement les différentes formes sur le rivage, il les restituait à leur élément.

Cet esprit de curiosité innocente et délicate, caractère du vrai naturaliste ; ce désir si louable de con-

1. Il n'est pas permis de douter que Pythagore n'ait été particulièrement versé dans les mathématiques et dans la physique. C'est là l'idée que nous ont laissée de ce philosophe ses concitoyens de Samos dans quelques-unes de leurs monnaies. On l'y voit représenté sous la figure d'un vieillard vénérable assis dans l'attitude d'un héros, tenant un sceptre de la main gauche, et dans l'autre une baguette avec laquelle il semble montrer sur un globe, soutenu d'une petite colonne, la forme de la terre, l'obliquité de l'écliptique, ou la sphère et le système du monde, et la théorie des astres.

server, autant qu'il lui était possible, les moindres corps organiques, supposent dans ce philosophe un sentiment d'humanité et de générosité éclairées.

De l'aveu de Celse, aucun philosophe n'a eu autant de connaissance de la médecine que Pythagore. Les médecins italiens qui vivaient de son temps, ainsi que ceux qui vinrent après dans les contrées ou sa doctrine était le plus répandue, furent toujours plus considérés et plus recherchés que les autres. En effet, les Pythagoriciens ont été les premiers qui se soient avisés de disséquer les animaux et de recueillir les expériences de médecine.

Pour juger combien Pythagore avait su approfondir la nature du corps humain, il faut consulter ses préceptes de médecine.

Il pensait que la santé est le fondement de la félicité humaine, et qu'elle dépend d'une harmonie ou rapport du mouvement et des forces ; qu'elle consiste dans la permanence de la figure, comme la maladie dans le changement qui se fait dans la même figure ; que les événements auxquels le corps humain est sujet résultent de sa conformation originaire, relativement à la combinaison des causes extérieures ; que le cerveau et le cœur sont les deux principaux instruments de la vie ; que les liqueurs du corps humain se distinguent en trois substances, selon la différence de leur densité : en *sang*, en *eau*, ou *lymphe*, ou *sérosité*, et en *vapeur ;* qu'il y a trois sortes de vaisseaux, les *nerfs*, les *artères* et les *veines*, et que la matière prolifique, animée par son application au corps de l'embryon, y met en mouvement le sang dont se forment ensuite les parties plus dures, charnues et osseuses.

Rien ne prouve mieux que les médecins pythago-riciens avaient saisi le véritable ou plutôt l'unique but de la médecine, que la préférence qu'ils donnaient à un régime de vie exact sur tous les remèdes. Il suffit, pour sentir l'importance de cette maxime, d'avoir acquis par une longue expérience cette noble incrédulité sur la vertu des drogues, seule propre à faire connaître la différence des bons et des mauvais médecins.

Les Pythagoriciens étaient sur ce point-là d'une exac-titude scrupuleuse. Ils avaient principalement égard au choix et à la préparation des aliments, ainsi qu'à la mesure du manger, du boire, de l'exercice et du repos.

Ils n'admettaient guère d'ailleurs que les médica-ments extérieurs, faisant très peu de cas de la phar-macie; et ils avaient pour maxime dans leurs opéra-tions de chirurgie de n'employer le fer qu'avec ménagement et de rejeter l'usage du feu.

Si des principes aussi exacts, et ignorés des mé-decins des autres écoles, font tant d'honneur à la sagesse et aux lumières de Pythagore, quelle idée ne doit pas donner de ce philosophe cette découverte admirable, dont nous lui sommes redevables, remède le plus sûr et le plus universel que l'industrie humaine ait produit ? J'entends le régime appelé *pythago-ricien*, qui consiste dans l'usage libre et absolu de tout ce qui est végétal, frais et tendre, qui n'exige que fort peu ou point du tout de préparation, comme feuilles, racines, semences, fleurs et fruits, et à s'abstenir de tout ce qui est animal, de quelque espèce qu'il puisse être, volatil, quadrupède et poisson.

Le lait et le miel entraient dans ce régime, mais les œufs en étaient exclus.

La boisson consistait dans l'eau pure. Le vin et toute autre liqueur provenant du vin n'y étaient point admis.

Il n'est pas dit pour cela qu'il fallût entièrement se priver de l'usage de la viande. On pouvait, selon les occasions, manger de la chair d'animaux jeunes, frais et tendres, pourvu qu'on en usât avec modération, et encore devait-ce être des parties musculeuses plutôt que des entrailles.

Pour peu qu'on ait acquis de connaissances sur la nature du corps humain et des aliments, on voit par cet exposé que Pythagore a eu principalement en vue dans ce régime la santé du corps et la tranquillité de l'esprit. Il n'est pas possible, en effet, de s'imaginer que ce n'ait été là la véritable intention de ce philosophe, si l'on considère que cet état de félicité tant désiré, la santé et la tranquillité, résulte de la plus grande facilité à subvenir à ses besoins, du calme le plus uniforme des humeurs, et de l'habitude de réprimer avec le secours de la tempérance ses appétits les plus pernicieux.

Cette considération paraît bien mieux convenir à la sagesse de ce grand homme que de supposer qu'il n'avait adopté un genre de vie de cette nature que parce qu'il croyait à la métempsycose [1]. S'il a paru

1. La métempsycose a pris naissance en Égypte ; elle s'est répandue de là dans les Indes et dans la Chine, où elle subsiste encore.

Ce dogme, à le considérer dans son origine, n'est rien moins donner dans une idée aussi absurde, ce ne peut être que par la nécessité où il s'est trouvé de s'accommoder à la portée du peuple, rarement capable d'entendre la vérité.

Il avait bien senti que la faculté de penser et le principe du mouvement volontaire, que tout homme reconnaît en soi, ne sauraient s'expliquer par les notions que nous avons sur la matière inanimée, ni par les lois de la mécanique; ainsi il crut devoir adopter l'hypothèse des Egyptiens, en l'ornant de fictions, suivant l'usage de ce temps-là. Il est vrai que cette opinion répugne également à la raison et à la vraisemblance; cependant on ne peut pas s'empêcher de convenir qu'elle a fait naître dans les écoles de philosophie les premiers principes de la doctrine de l'immortalité de l'âme [1].

que le fruit du dérèglement de l'imagination, comme on se l'imagine communément. On ne doit la regarder que comme un moyen dont les législateurs s'étaient servis pour contenir le peuple, et il n'y en avait point de plus capable de faire impression sur l'esprit de la multitude que de leur présenter le châtiment du crime sous des images aussi sensibles, et de proportionner en même temps le châtiment à la nature des vices dont les âmes s'étaient souillées pendant leur vie.

Le peuple abusa de ce dogme, comme il abuse de tout : peut-être le premier objet de la métempsycose fut la transmigration d'homme à homme, en marquant seulement les différents degrés de châtiment par la différence des conditions de la vie. Cette transmigration s'étendit dans la suite aux animaux, et des animaux elle descendit jusqu'aux végétaux : arbres, plantes de toutes les espèces représentèrent des âmes humaines. On poussa enfin la superstition jusqu'à rendre à ces êtres insensibles le même culte que l'on rendait aux dieux.

[1]. Il semble cependant que la doctrine de l'âme devrait être plus ancienne que celle de la métempsycose, et que la

Timée, pythagoricien, maître de Platon, fait assez entendre que Pythagore n'admettait point parmi ses opinions mystérieuses le passage des âmes d'un corps à un autre, en conservant leur identité et leurs idées. « La fiction, le mensonge ou l'erreur, dit-il, nous « sert à réprimer les hommes que la vérité saurait « persuader. » De là vient la nécessité de feindre ou publier les châtiments étranges des âmes, en supposant qu'elles passent d'un corps à un autre.

Est-il, en effet, vraisemblable que Pythagore, qui croyait que les plantes mêmes étaient animées, n'ait pas senti que tout ce qui a vie ne pouvant se nourrir de minéraux, les hommes et les animaux se seraient trouvés dans la nécessité de se manger les uns les autres pour subsister, d'où l'on voit combien le but que l'on prête à ce philosophe est absurde et contradictoire.

Il est bien plus naturel de supposer qu'il se servit

métempsycose ne saurait subsister sans une connaissance antérieure de l'immortalité, dont elle est à proprement parler une image absurde.

On a vu quelques philosophes de l'antiquité s'élever à la sublime connaissance de l'immortalité par les lumières seules de la raison. Socrate enseigna *que cette vie n'est qu'un état de probation où nous étions envoyés pour un temps, et qu'il y avait après la mort des récompenses et des châtiments proportionnés à nos vertus et à nos vices.*

J'alléguerai une autre raison en faveur de ce sentiment. C'est l'usage de déifier les hommes ; cet usage, qui suppose une connaissance de l'immortalité, a dû subsister avant la métempsycose : en effet, le peuple, quel qu'il soit, chez qui ce dogme a pris naissance, aura commencé par reconnaître une divinité avant de régler les punitions des âmes. Et ces divinités n'étaient que des hommes, que leurs vertus et leurs grandes actions avaient élevés à ce glorieux rang.

de cette circulation des âmes, comme d'un moyen ingénieux pour engager le peuple à suivre le régime le plus convenable à la santé. D'autant qu'il n'est donné qu'aux savants de sentir toute la force des raisonnements physiques.

Ce sentiment est appuyé du témoignage de quelques anciens écrivains, ainsi que nous l'apprend Diogène Laerce. « L'intérêt commun des âmes, dit cet auteur, n'était qu'un prétexte pour empêcher que l'on ne se nourrît de la chair d'animaux; c'était dans la vue de faciliter aux hommes les moyens de subsister qu'il leur conseilla l'usage des aliments les plus communs et les moins susceptibles d'apprêt, et qu'il leur prescrivit l'eau pour boisson; régime que l'on doit regarder comme la source de la santé du corps et de la liberté de l'esprit. »

Plutarque [1], après avoir employé tous les raisonnements qu'ont pu lui suggérer la morale, la physique et la médecine, pour démontrer les inconvénients de ce genre d'aliment, déclare qu'il n'entend nullement adopter les motifs qui engagèrent Pythagore à proposer son système, motifs qui lui paraissent remplis de mystères, et qu'il compare aux machines secrètes qui font mouvoir les décorations du théâtre.

Cette manière de juger de l'intention d'un homme, si connu d'ailleurs par ses lumières et par sa sagesse, se rapporte assez à ce que plusieurs écrivains ont écrit de Pythagore, qu'il mangeait quelquefois et conseillait même aux autres de manger, sans scrupule,

---

1. Plutarque, *Traité contre l'usage de la viande.*

des poulets, des chevreuils, des cochons de lait, du veau et du poisson; et qu'il n'avait point, comme se l'imaginait le vulgaire, une aversion décidée pour les fèves et pour les autres légumes.

Mais ne peut-on pas concilier cette diversité de sentiment en supposant que Pythagore n'entendait exclure que les légumes secs et durs, et nullement ceux qui sont frais et tendres? Il y a plus; si on examine avec attention tout ce qui a été écrit sur ce sujet, on jugera, sans peine, que le but de ce philosophe était d'écarter par la sobriété, par le choix des aliments, et par la privation du vin, les maladies, le trop d'embonpoint, l'abrutissement de l'esprit, le trouble et l'oppression des sens.

Après tout, l'usage de s'abstenir particuliérement de certains aliments ne vient point de Pythagore; on en trouve plusieurs exemples parmi quelques nations, qui existaient bien avant ce philosophe [1], et chez les

1. Les Phéniciens, les Assyriens avaient leurs jeûnes sacrés.

Les Hébreux partageaient les animaux en *mondes* et en *immondes*, et il était défendu chez eux de manger des derniers.

Les Indous, les adhérents de Confucius, de Bouddha et de Zoroastre étaient végétariens. Les Perses, qui vivaient de pain, de cresson et d'eau, vainquirent sous Cyrus tous les mangeurs de viande de leur temps. Chez ces peuples de l'Asie, l'éléphant, qui se distingue par sa grande force, sa douceur, sa sensibilité et son intelligence, représentait le génie des plantes.

Une des fables les plus anciennes racontée par Hésiode, celle de Prométhée, nous apprend que jadis le genre humain était exempt de maladies et de douleurs. L'homme était heureux par la force de la jeunesse et par le calme de l'innocence; et dans un âge fort avancé la mort venait lui fermer les yeux comme le sommeil après une journée de travail. Mais Pro-

Egyptiens surtout, qui lui en auront vraisemblablement donné l'idée.

Car il est constant que, pendant le séjour que Pythagore avait fait en Egypte, il y avait puisé bien des manières et des sentiments particuliers, qu'il se fit gloire de conserver le reste de ses jours. Il était, entre autres, défendu dans toute l'Egypte de manger des fèves [1]. Hérodote observe que dans la suite, chez les Grecs et chez les Romains, ce légume fut interdit aux prêtres de Jupiter, de Cérès et de quelques-unes de leurs autres divinités.

méthée, emblème de l'humanité dégénérée, abusa du feu céleste pour préparer des mets excitants et malsains de la chair des animaux sacrifiés aux dieux. Pour le punir, un vautour, emblème de la maladie, vint lui dévorer les entrailles.

Horace nous apprend qu'Orphée, en vue d'adoucir l'humeur féroce des premiers Grecs, leur interdit l'usage de la viande.

D'après Homère, Jupiter détourna ses yeux des boucheries des hommes carnivores pour les reposer avec bienveillance sur les hippomologes, qui passaient pour la race la plus vertueuse des hommes et qui se nourrissaient seulement des fruits de la terre et du lait de leurs troupeaux. — Le même poète nous dépeint la vie heureuse des lotophages ou mangeurs de lotus, auprès desquels Ulysse et ses compagnons oublièrent leur patrie.

Lorsqu'Alexandre voulut gagner par des cadeaux le philosophe Xénocrate, ami et disciple de Platon, celui-ci, pour toute réponse, présenta aux courtisans son plat de lentilles, voulant témoigner par là de sa liberté et de son indépendance et de la conscience qu'il avait que, pour conserver sa santé, ses forces et sa bonne humeur, il n'a pas de grands besoins.

1. Les Egyptiens avaient poussé la manie de s'abstenir des fèves jusqu'à la superstition la plus excessive. Il n'était pas permis d'en semer ni même d'y toucher. Leurs prêtres, dit Sextus Empiricus, eussent mangé la chair de leurs pères, plutôt que de se résoudre à manger de ces légumes.

Les Egyptiens croyaient que les dieux chassés de l'Olympe s'étaient changés en plantes : de là leur croyance à la nature divine du règne végétal.

Mais, quel qu'ait été le motif qui engagea Pythagore à proscrire les fèves, on ne saurait douter que ce point de son système ne fût allégorique [1]. Il est donc inutile de chercher à en démêler le sens, puisque ceux qui l'ont su l'ont tenu caché avec tant de soin [2].

Nous voyons d'un autre côté que Pythagore ne se faisait pas une peine d'en manger, quoiqu'il eût exclu de son régime les autres légumes, les coqs vieux, les bœufs qui avaient servi au labourage, et autres semblables aliments de consistance dure et glutineuse. Il est donc plus naturel de supposer que la défense symbolique des fèves renfermait quelque mystère important, et que les abstinences réelles avaient été imagi-

---

1. On est bien embarrassé de donner une interprétation satisfaisante à ce précepte de Pythagore. Quelques auteurs ont prétendu que par les fèves ce philosophe avait voulu désigner les magistratures et les emplois civils, parce qu'on se servait, dans ces temps-là, de fèves noires et blanches pour les élections et pour les jugements.

Cicéron l'attribue à l'idée superstitieuse où l'on était anciennement que les fèves empêchent les songes divinatoires. Cette raison s'accorde assez avec la défense qui fut faite de ce légume aux prêtres de Jupiter, etc.

D'autres enfin ont attaché à ce symbole une idée peu convenable à la dignité de la philosophie.

Ce qu'on peut dire là-dessus de plus vraisemblable, c'est que les fèves, par la propriété qu'elles ont de gonfler et d'engendrer des crudités dans l'estomac, ne conviennent point aux personnes qui se sont vouées à l'étude.

2. Les Pythagoriciens ont gardé le secret sur ce point-là avec tant d'obstination, qu'un certain Millias, de Crotone, aima mieux se laisser mener au supplice que de le révéler à Denis de Syracuse. Et la femme de ce Pythagoricien, mandée par le tyran pour le même sujet, se coupa la langue avant de sortir de chez elle, dans la crainte que la rigueur des tourments ne la forçât à découvrir ce mystère.

nées par d'autres avant lui, pour quelque autre motif qui n'avait rien de commun avec ce philosophe, qu'il n'avait fait que les adopter et les proposer le premier au peuple, comme un précepte de médecine et de morale; il n'importe, après cela, de quel prétexte il ait jugé à propos de revêtir ce précepte, pour lui donner plus d'autorité. Ce qui rend cette opinion plus vraisemblable, c'est qu'il est à remarquer qu'entre tous les animaux il a exclu plus particuliérement les carnassiers, par conséquent tout le gibier, la plupart des poissons, ainsi que les parties les plus tendres et les plus délicates de tous les animaux, telles que sont les glandes, les entrailles et les œufs.

Il ne faisait que deux repas par jour : l'un, le matin, qui équivalait à notre déjeuner, et qui n'était le plus souvent que du pain; et l'autre fort tard, qui lui servait de dîner, ou si l'on veut de souper, ou il mangeait raisonnablement.

Il avait coutume de ne boire du vin qu'avec beaucoup de modération, et seulement lorsqu'il était à table avec ses amis.

Il avait soin de ne se servir que de robes toujours blanches et des plus propres, dont il changeait même tous les jours, sous prétexte de la religion, préférant les étoffes qui proviennent des matiéres végétales à celles qui sont faites du poil des animaux, parce qu'elles sont moins propres à attirer l'humidité et les mauvaises influences de l'air.

Il prenait des bains fréquents pour conserver sa peau, non en public, pour se donner en spectacle, mais chez lui dans son particulier.

Il avait du goût pour la musique [1], sans s'y livrer; il aimait les doctes et agréables entretiens avec ses amis.

Un génie profond et sublime, les lumières les plus sûres, les plus étendues, ne furent pas le seul apanage de Pythagore. Il réunissait en même temps les vertus et les qualités les plus essentielles dont l'humanité puisse s'honorer.

Il était sain, bien fait [2] et propre de sa personne, suffisamment riche, de condition médiocre, et né de parents honnêtes.

Il avait acquis dans les divers voyages qu'il avait faits loin de sa patrie, et chez les nations les plus policées [3], une parfaite connaissance des vertus et des vices des hommes.

1. Pythagore faisait grand cas de la musique; il la regardait comme un puissant remède contre les maladies du corps et de l'esprit.

2. Pythagore devait être d'une beauté peu commune, s'il est vrai, comme l'assure Diogène Laerce, que quelques-uns de ses disciples l'ont pris pour Apollon Hyperboréen. Il avait l'air si majestueux et le regard si imposant, qu'il portait le trouble et la terreur dans l'âme de ceux qu'il reprenait. Un jeune Pythagoricien qu'il avait réprimandé en présence de ses condisciples sortit tellement saisi, qu'il alla se pendre chez lui de désespoir. Depuis ce temps-là, ajoute le même historien, ce philosophe avait l'attention de ne corriger ses disciples qu'avec beaucoup de douceur et en particulier.

3. Pythagore avait étudié jusqu'à l'âge de dix-huit ans, sous un certain Hermodamas et sous les prêtres de Samos. Mais les instructions qu'il en recevait ne satisfaisant point encore sa curiosité, il résolut d'aller chercher dans les pays étrangers les secours qu'il ne trouvait point dans sa patrie. Il se rendit d'abord à Syros, où il prit des leçons de Phérécides, philosophe très renommé. Il passa de là à Millet, où il se lia avec Thalès. De Millet, Pythagore alla en Egypte, où les prêtres,

Il était père de famille, fort chéri des siens, ayant une femme et des enfants, et par là plus continent, comme il le disait lui-même.

On le vit toujours empressé à entretenir l'union et la bienveillance parmi ses concitoyens.

Doux et complaisant dans la conversation, point railleur, point médisant, se piquant de la justice la plus exacte dans toutes les actions de sa vie [1], ainsi qu'on peut en juger par cette célèbre sentence que nous avons de lui, que l'homme doit toujours se ranger du parti des lois et veiller sans cesse à leur conservation. Il était libéral, au point qu'il pensait ne posséder rien qui n'appartînt à ses amis autant qu'à lui-même.

La connaissance qu'il avait des lois et de la médecine le mettait souvent dans le cas de les assister de ses conseils dans leurs différends, et de ses soins lorsqu'ils

qui étaient alors comme les dépositaires du savoir des autres nations, l'initièrent à leurs mystères. De l'Egypte, où il avait séjourné vingt-cinq ans, il pénétra dans la Chaldée, et il y conféra avec les mages les plus célèbres de Babylone. Enfin, après avoir parcouru différentes contrées des plus renommées et les plus cultivées, il revint à Samos, dans le dessein d'y ouvrir une école de philosophie; mais, ne pouvant s'accommoder du séjour de cette ville, qui était tombée sous la domination de Polycrate, il s'en bannit de lui-même et vint s'établir en Italie, où il finit ses jours.

1. Il regardait la justice comme le principal lien de la société. Il voulait qu'on ne la perdît pas un moment de vue ; et, pour rendre ce précepte encore plus sensible à ses disciples, il les obligeait à ne point prendre le repas, que le sel, qui est regardé comme le symbole de cette vertu, ne fût servi sur la table. De même que le sel, leur disait-il, empêche toutes choses de se corrompre, la justice met le prix à toutes les actions de la vie. Elle seule peut les sauver de la corruption.

étaient malades. Et, quoiqu'il n'eût pas de plus grand
plaisir que de raisonner avec eux de matières philoso-
phiques, il ne savait pas moins laisser les *sublimes
pensées de l'éther*, selon son expression, pour se
rendre utile à sa patrie, soit par sa sagesse dans les délibérations publiques, soit par sa valeur dans les
guerres qu'elle avait à soutenir.

Il joignait à toutes ces qualités le don de se rendre
agréable aux grands et de plaire au beau sexe. Mais
ce qui prouve encore mieux l'excellence de sa morale,
c'est ce noble et unique précepte qui lui était familier,
que le comble des vertus humaines se réduit à dire
toujours la vérité et à faire du bien aux autres.

Ces traits de sa vie et d'autres semblables, confir-
més par des auteurs dignes de foi, donnent de ce philosophe une idée bien différente de ce caractère dur,
austère et ridiculement superstitieux qu'on lui attribue
communément, sur l'autorité de Lucien, de Lactance
et du chancelier Bacon.

Lucien [1] affectait de tourner Pythagore en ridicule.
Lactance le traitait de radoteur et d'impudent, d'oser
d'un air grave et sérieux débiter les plus grandes absurdités. Et le chancelier Bacon, en parlant de ce philosophe, disait : « Il y a deux sortes d'abus dans la
philosophie qui en ont jusqu'ici retardé les progrès,
et que l'on doit regarder comme les entraves de l'esprit humain. Le premier, ce sont les disputes et les
sophismes; l'autre, c'est la manie de revêtir ses dogmes

---

1. Lucien, *Dialogue de la secte des philosophes à l'encan*, et
Le songe ou le coq.

d'expressions figurées, fantasques et poétiques. De ce genre est la philosophie de Pythagore, infectée par-dessus cela d'une superstition dangereuse. »

Il se bannit volontairement de sa patrie, dont la constitution lui déplaisait et où, à l'exemple de la plupart des petites villes de la Grèce de ces temps-là, la noblesse seule tenait lieu du mérite le plus éminent.

Il choisit pour sa demeure l'Italie, et c'est là que Pythagore, universellement aimé et respecté, jouit de toute sa gloire ; et soit, *comme l'ont prétendu quelques historiens*, qu'il ait été réduit par de malheureuses circonstances à se laisser mourir de faim dans une extrême vieillesse, ou que, selon d'autres, il ait fini ses jours dans une émeute populaire, sa mémoire y fut toujours en grande vénération.

Quelques auteurs prétendent que Pythagore mourut paisiblement à Metapont, ville de la grande Grèce, à l'âge de quatre-vingt-dix ans. Selon d'autres, le peuple de Crotone, animé par un jeune Crotoniate qu'il n'avait point voulu admettre dans son école, vint mettre le feu à la maison de ce philosophe, un jour qu'il y était renfermé avec ses disciples. Pythagore, échappé heureusement à ce danger, après avoir erré de ville en ville, vint se réfugier à Metapont. Mais la haine contre les Pythagoriciens s'étant répandue dans toute la Grèce, la persécution contre Pythagore se ralluma avec tant de fureur dans ce nouvel asile, qu'il se vit réduit à se sauver dans un temple consacré aux Muses, où il se laissa mourir de faim.

De quelque façon dont Pythagore ait fini ses jours, il est constant que les peuples de la Grèce eurent une

si grande vénération pour sa mémoire, qu'ils conver-
tirent sa maison en un temple et qu'ils l'honorèrent
comme un dieu.

Par un décret du Sénat de Rome, publié deux cents
ans après la mort de Pythagore, ce philosophe fut
déclaré le plus sage de tous les Grecs; ce fut même en
vertu de ce titre qu'on lui érigea une statue sur la
place publique.

CHAPITRE II

LE RÉGIME DE PYTHAGORE DANS L'ÉTAT DE SANTÉ
ET DANS L'ÉTAT DE MALADIE

———

ART. 1er. — *Le régime de Pythagore dans l'état de santé.*

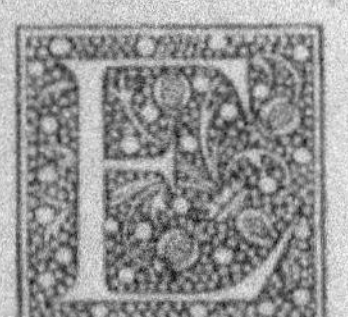ÉTUDIONS la structure et les fonctions de l'homme, et la nature des aliments qui composent sa nourriture, et cherchons, à l'aide des lumières de la science moderne, à décider si les aliments végétaux sont plus propres que les aliments animaux à se convertir en substance humaine et si le régime de Pythagore est utile pour conserver et rétablir la santé.

§ 1er. — Preuves anatomiques.

L'homme au point de vue anatomique a été créé *frugivore.*

Plutarque[1] disait déjà que le régime végétal était naturel à l'homme, c'est-à-dire proportionné à la conformation de son corps.

Quand on commença à distinguer les animaux

———

1. Plutarque, *Traité sur l'usage de la viande.*

en *carnivores* et en *frugivores*, d'après la structure de leurs organes, quelques savants, qui avaient remarqué que l'homme n'avait de commun avec les animaux carnivores que les quatre dents canines, tandis que les autres dents incisives et molaires étaient semblables à celles des animaux qui paissent, en avaient conclu que la viande n'est pas un aliment naturel à l'homme.

Wallis et Tyson démontrèrent qu'il y a une plus grande analogie dans la structure du conduit des aliments du corps humain avec celle des animaux qui paissent, parce qu'ils sont la plupart pourvus, comme l'homme, de l'intestin côlon, dont sont privés les carnassiers.

Le canal intestinal de l'homme est court chez les carnivores : il est seulement triple de la longueur totale du corps, chez le lion; chez l'homme, il dépasse sept à huit fois, et, chez les herbivores, vingt-huit fois la longueur totale du corps.

Non seulement nos dents, nos mâchoires et nos organes digestifs, mais nos mains et nos pieds même démontrent notre nature frugivore.

Cette opinion a été celle de Gassendi, de Daubenton et de tous les grands naturalistes du xviii° siècle.

« L'homme, dit Cuvier [1], paraît fait pour se nourrir principalement de fruits, de racines et d'autres parties succulentes des végétaux. Les mains lui donnent la faculté de les cueillir; ses mâchoires courtes et de force médiocre d'un côté, de l'autre ses canines

---

1. Cuvier, *Règne animal,* tome I, p. 86.

égales aux autres dents, ne lui permettraient guère ni de paître de l'herbe, ni de dévorer de la chair, s'il ne préparait ses aliments par la cuisson. »

Flourens, Huxley [1], Darwin, Hæckel partagent cet avis. C'est ce dernier qui a écrit [2] :

« Si l'on examine l'un après l'autre tous les organes du corps humain, on trouvera toujours que l'homme se rapproche plus des singes supérieurs ou anthropoïdes que ceux-ci ne se rapprochent des singes inférieurs. Les singes supérieurs sont frugivores ; donc l'homme doit l'être aussi, au moins par nature. »

En résumé, l'homme n'est ni mangeur d'herbes (*herbivore*), comme on appelle quelquefois les végétariens par dérision, ni *carnivore* ; il n'a ni les dents des carnassiers, ni l'estomac des ruminants : il est mangeur de fruits, il est frugivore.

§ 2. — Preuves physiologiques [3].

Les physiologistes ne disent plus qu'il faut à l'organisme humain beaucoup de substances azotées ou albuminates, surtout sous forme de viandes, œufs, etc., car ils ont démontré que le producteur de la force du corps, surtout de celle des muscles, n'est

1. Huxley, *La place de l'homme dans la nature*. Paris, 1868.
2. Hæckel, *Anthropogénie ou histoire de l'évolution humaine*, trad. par Letourneau. Paris, 1876.
3. Nous résumons ce que dit excellemment à ce sujet le docteur F. W. Dock : *Du végétarisme ou de la manière de vivre selon les lois de la nature*. Saint-Gall, 1878, p. 10.

pas l'albumine, ni telle autre substance contenant de l'azote, comme la viande par exemple, mais bien de l'acide carbonique.

La nourriture la plus rationnelle, celle favorisant le plus le *travail normal* de nos muscles, comme aussi celui de notre système nerveux et de notre cerveau, est donc une nourriture renfermant peu d'azote et par contre plus d'hydrates de carbone et de graisse.

Les meilleures proportions sont celles de *1 partie d'azote sur 3 à 4 d'hydrates de carbone et de graisse*, comme l'indique la nature elle-même dans les deux aliments par excellence : le lait et les céréales.

Aujourd'hui, on renverse l'ordre de ces facteurs, on fait une consommation d'aliments azotés ou protéiques énorme, au grand détriment de notre santé et de notre bourse.

Cet excédant d'albuminates ou substances protéiques (viande et œufs) que nous donnons à notre corps y figure comme matières inutiles et même dangereuses, car elles ont une grande tendance à la décomposition et se décomposent en effet, en rompant l'équilibre dans notre organisme et en y produisant le désordre, la maladie.

1° *On mange trop.*

2° *On mange trop de viande.*

3° *L'homme peut vivre de ce qu'il veut.*

Le professeur Voit, de Munich, un des défenseurs de l'alimentation animale, convient lui-même qu'il est parfaitement possible de vivre uniquement de végétaux, et nous ajoutons, avec le Dr Thompson, « qu'on s'en trouve bien mieux que du régime des viandes. »

Au reste, des nations entières, comme bon nombre d'individus, ont prouvé ce fait longtemps avant que les physiologistes l'aient reconnu.

Les Indous sont grands mangeurs de riz, dit le professeur Hermann ; l'albumine dont ils se nourrissent suffirait à peine au travail de leur cœur et de leurs poumons, et pourtant ils ne sont pas tous de saints contemplatifs, c'est-à-dire qu'ils sont capables de fournir un grand travail musculaire [1].

On a remarqué au contraire que, quoiqu'il soit à la rigueur possible de se nourrir entièrement de substances animales, puisque les Lapons ne vivent neuf mois de l'année que de la chair de renne et les Groenlandais de poissons [2], il était néanmoins difficile de soutenir longtemps un régime animal. Un homme qui aimait beaucoup les perdreaux paria d'en manger un matin et soir, pendant un mois; mais il fut obligé d'y renoncer au bout de huit jours.

C'est surtout chez les enfants qu'on peut observer les effets salutaires de la nourriture sans viande et sans stimulants : ils n'ont jamais mangé de viande, et ils sont exceptionnellement frais et roses, bien portants, sans vice scrofuleux, sans désordres nerveux.

N'y a-t-il pas aussi des *végétariens par nécessité*, c'est-à-dire pour cause de *maladie*, et cette classe-là est la plus nombreuse. Ce sont des malades qui font les cures hydrothérapiques et végétariennes combinées, et qui vivent encore grâce à ce régime.

1. Voir *Bibliothèque universelle* et *Revue suisse*, 80ᵉ année, t. I.
2. Voy. A.-E. Brehm, *Les merveilles de la nature, l'homme et les animaux*, tome I.

CORNARO.   2

Nous concluons de ces arguments physiologiques que l'usage de la viande est pour le moins inutile, que très souvent il devient dangereux, et qu'il est plus rationnel de vivre du régime végétal ou lacto-végétal.

§ 3. — Preuves religieuses [1].

Beaucoup de végétariens puisent leurs motifs dans la Bible.

Dans l'Ancien Testament, on trouve que depuis le déluge il était permis de manger de la viande, mais plutôt comme concession et avec plusieurs exceptions concernant les animaux impurs.

Dans le Nouveau Testament et parmi les premiers chrétiens et les moines, la préférence est donnée incontestablement à la nourriture végétale; le pain et le vin remplacent les sacrifices sanglants.

De nos jours encore, l'Eglise catholique attribue une espèce de sainteté à l'abstinence de viande, et ses ordres religieux les plus sévères, les Trappistes, les Chartreux, les Camaldules, sont de fait des végétariens. Les moines de ces ordres se distinguent par leur force et leur santé jusque dans un âge très avancé. Lorsqu'on demanda à Napoléon Ier de dissoudre l'ordre des Trappistes, ce législateur pratique alla lui-même visiter la Grande Chartreuse pour voir de ses propres yeux ce que c'était que les Trappistes et com-

---

1. Nous empruntons une partie de ces documents à un intéressant travail de Meta Wellmer, *Les végétariens et le végétarianisme*, traduit de l'allemand, Lausanne, 1877, p. 10.

ment ils vivaient. Il y trouva les vieillards les plus âgés travaillant avec assiduité dans les champs et les jardins, afin de se procurer les fruits et les céréales pour leurs repas frugaux. « Que voulez-vous, dit-il à ceux qui lui avaient conseillé la dissolution de l'ordre, ce sont des hommes qui mangent peu et qui travaillent beaucoup. » C'étaient là des gens comme l'Empereur les aimait; leur exemple lui paraissait plutôt salutaire que dangereux.

§ 4. — Preuves morales.

D'autres sont végétariens par les dispositions *bienveillantes et humanitaires* de leur cœur et par amour pour les animaux. Ils trouvent qu'on n'a pas le droit et qu'il est cruel de tuer des animaux pour sa nourriture. Ils ne sauraient croire à une paix universelle avant que l'on en ait fini avec la boucherie. Ce motif est peut-être celui qui trouve le moins de contradictions, même parmi les mangeurs de viande. Ils l'acceptent en théorie. Le bon vivant le plus superficiel ne mangerait plus de viande s'il devait lui-même lier, tuer, égorger, écorcher et dépecer les bœufs, les brebis et les animaux qui lui servent de nourriture. Chacun fuit le voisinage de l'abattoir et ses spectacles douloureux et sanglants.

En Angleterre, les bouchers ne sont pas éligibles comme jurés quand il s'agit de prononcer dans un cas d'homicide.

Les empoisonneuses et les meutrières se recrutent, pour une partie relativement très considérable, parmi

les cuisinières, les seules femmes qui soient obligées,
par leur vocation, de tuer des animaux. L'aversion
morale contre cette tuerie se trouve exister encore
chez les enfants; elle vit dans tout cœur non cor-
rompu. Mais, comme l'a dit Voltaire, « du moment
que nous donnons la parole à nos convoitises et à
nos passions, nous jugeons injustement, nous agis-
sons criminellement, et au bout du compte notre
conscience ne nous reproche plus des actions auxquelles nous sommes habitués. »

Les membres des *sociétés de tempérance* et des sociétés pour la *protection des animaux* se sentent gênés
par la logique des végétariens; même il arrive que
ces sociétés ne veulent plus admettre parmi leurs
membres ces obstinés mangeurs de fruits et de plantes.
Et, en effet, que répondre aux végétariens, s'ils leur
disent : « Comment, vous aimez tant les animaux que
vous les mangez? »

§ 5. — Preuves esthétiques.

Il y a des *végétariens esthétiques*.

Ils ont choisi dans les œuvres des poètes et des
auteurs anciens et modernes des passages qui font la
louange du régime pur et poétique des céréales et des
fruits, depuis Cicéron, qui attribue à Cérès tout ce
qu'il y a de grand et de bon au monde et parmi les
hommes, jusqu'à Byron, Shelley, J.-J. Rousseau,
Jean Paul, Schiller, Schopenhauer, etc.

§ 6. — Preuves économiques.

Il y a aussi des *végétariens économes*.

Alexandre de Humboldt a dit qu'un morceau de terre dont le produit en blé pourvoit au besoin de dix hommes ne saurait en nourrir qu'un seul, si l'herbe qu'il porte est employée à engraisser le bétail. Au Mexique, le même terrain pourrait nourrir deux cent cinquante hommes par son produit en bananes. Donc, un mangeur de viande enlève les moyens de subsistance, en Europe, à neuf végétariens, et, au Mexique, à deux cent quarante-neuf. Quel gaspillage du côté des carnivores, quelle économie du côté des végétariens !

Liebig dit sur le même sujet : « L'homme qui mange de la viande a besoin, pour sa nourriture, d'un terrain immense, plus vaste que le domaine du lion et du tigre. Une nation de chasseurs habitant un terrain restreint ne saurait augmenter en nombre. »

Cette vérité fait aussi le sujet du discours d'un chef indien, que le Français Crèvecœur a communiqué à Meta Wellmer. « Ne voyez-vous pas, dit-il aux hommes de sa tribu, que les blancs vivent de grains et nous de viande ; qu'il faut à la viande trente lunes pour croître, et que souvent elle est rare, mais que chacun de ces grains merveilleux qu'ils sèment dans la terre se reproduit au centuple ? La viande a quatre jambes pour s'enfuir, et nous n'en avons que deux pour la poursuivre ; mais les grains restent et croissent là où les hommes blancs les sèment. L'hiver, pour nous le temps des chasses fatigantes et périlleuses, est pour eux le temps du repos. C'est à cause de cela qu'ils ont tant d'enfants et qu'ils vivent plus longtemps que nous. Donc je dis à chacun qui sait encore entendre : Avant que les platanes de nos vallées aient dépéri, la race des semeurs de grains aura exterminé celle des mangeurs de viande, à moins que les chasseurs ne se décident à semer. »

Chez nous aussi, ce n'est qu'en se recrutant parmi les semeurs de grains que la population carnivore des grandes villes peut s'augmenter. Hufeland remarque [1] que la plus grande longévité s'est trouvée toujours et partout parmi ceux qui ne mangeaient pas de viande ou qui n'en mangeaient que rarement.

Nos agriculteurs ne se doutent pas des pertes énormes que leur cause la manière traditionnelle de changer l'herbe, les grains, les pommes de terre, etc., en chair animale, dont ils font leur nourriture. Une dixième partie de travail et de frais suffirait pour leur procurer une nourriture équivalente et bien plus saine. Le système mauvais et funeste que suit l'agriculture actuelle est causé par la nourriture animale. L'agriculture serait la première et la plus noble vocation si l'on remplaçait par des jardins potagers, des vergers et des champs de blé, les pâturages, les établissements d'engraissement, les boucheries et les distilleries.

§ 7. — Preuves tirées de la nature des aliments.

L'expérience nous apprend que *la viande des animaux engraissés est malade* et doit causer des mala-

1. Hufeland, *L'art de prolonger la vie ou la macrobiotique*. Nouvelle édition. Paris, 1871.

dies chez ceux qui en mangent. Plus ces animaux sont scrofuleux et tuberculeux à force d'être privés d'air, de lumière et de mouvement, plus les gourmands trouvent leur viande douce et succulente.

L'engraissement est en réalité un état maladif. Quand les animaux engraissent, ce n'est pas qu'il se forme chez eux plus de chair, de muscles, d'organes, mais que des matières superflues, dont le sang doit se débarrasser, sont déposées en forme de graisse dans les cellules et dans les cavités du corps. Plus les animaux et les hommes sont gras, plus ils sont faibles, pauvres de chair et de sang, et sujets aux maladies.

Dans les grandes laiteries de Londres, les propriétaires veillent avec attention sur les symptômes de *tuberculose* chez leurs vaches et ont soin de les vendre au boucher avant que commence l'amaigrissement. Ce sont ces vaches malades, ainsi que celles qui sont nourries du résidu des distilleries, dont la viande obtient le plus haut prix à cause de son goût particulier. Il est facile de s'expliquer la cause de ces maladies.

Les tubercules proviennent de ce qu'on enferme les animaux dans des étables où *l'air* est mauvais et où ils ne peuvent se mouvoir, de ce qu'on les fait *trop manger* et que leur nourriture n'est pas ce qu'il leur faut.

En outre, presque tous les animaux domestiques ont le *foie malade*, et dans plusieurs de leurs organes intérieurs se trouvent des insectes, des vers, des parasites ou des trichines.

Si la viande doit être délaissée comme nourriture, il reste à l'homme la ressource des végétaux.

La plupart des animaux qui servent de nourriture à l'homme, si l'on en excepte quelques oiseaux et les poissons, ne vivent que de végétaux, d'où il paraît que la matière élémentaire des deux genres d'aliments est à peu près la même dans sa première composition, c'est-à-dire toujours végétale et venue originairement de la terre.

Les parties fraîches des plantes sont d'un tissu beaucoup plus tendre que celle des animaux, et par conséquent plus faciles à être divisées, à raison de la force de leur adhérence, et de la moindre ténacité du suc qui forme leur substance, de manière qu'elles cèdent plus facilement aux forces dividentes de nos organes.

J'ai dit les *végétaux frais*, parce que ceux qui sont secs ont tous les inconvénients des matières animales. On doit, par cette raison, exclure les aromates et leur substituer les pointes vertes des herbes odoriférantes.

On devra également rejeter les légumes vieux et les autres semences farineuses et huileuses, à moins qu'elles ne soient bien broyées et mêlées avec d'autres matières salubres.

Il en est de même des *fruits secs* et de tout ce qui se conserve par le moyen de diverses préparations, qui composaient les aliments secs des anciens, mets qui peuvent être propres à certains usages, mais qui ne conviennent nullement à la conservation de la santé.

Les principales céréales sont le *blé*, l'*orge*, le *seigle*, l'*avoine*, le *riz* et le *maïs* (fig. 1).

Les Grecs et les Romains ne connaissaient que les

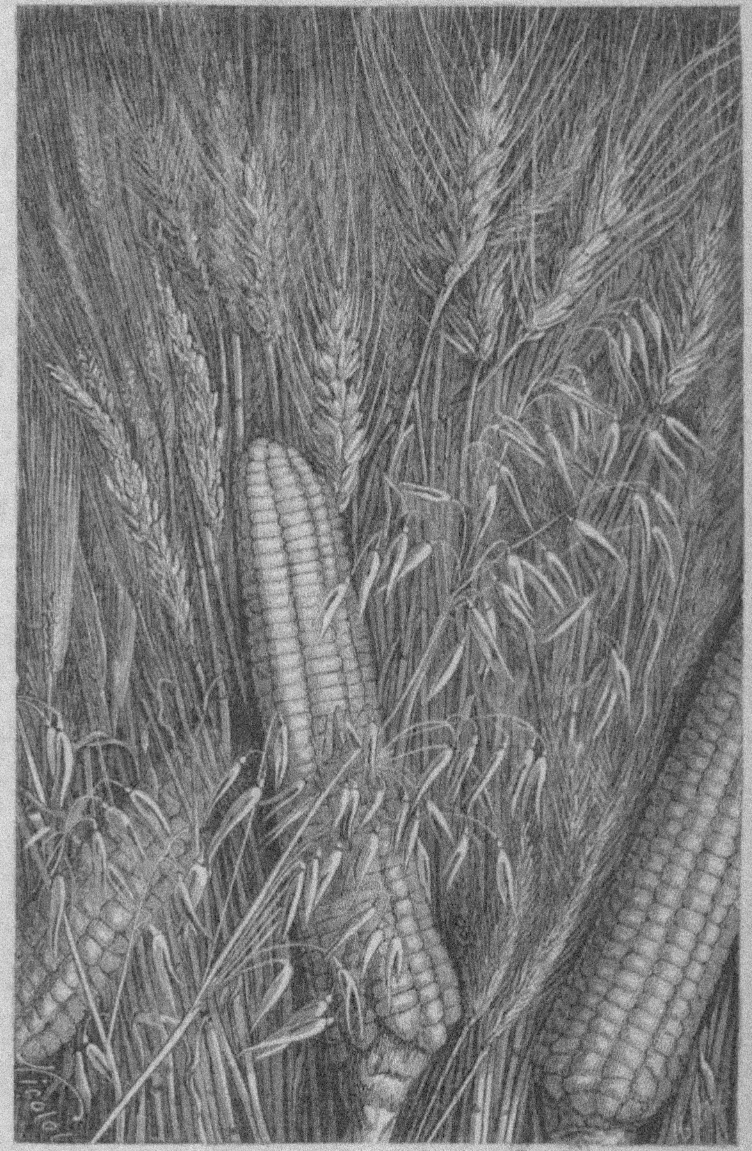

Fig. 1. — LES CÉRÉALES.

RIZ.

BLÉ.

ORGE.

AVOINE.

MAÏS.

SEIGLE.

pains azymes, le gruau d'orge ou de blé, grillé ou moulu. Ils se nourrissaient de galettes, de pâtes non fermentées, comme aujourd'hui les Italiens usent de macaronis, de vermicelles, etc. Car, selon Pline, le bon pain ne fut connu qu'en l'an 580 de la fondation de Rome.

Les *céréales* forment un aliment complet, c'est-à-dire qu'elles renferment tous les éléments nécessaires à notre organisme : albuminates (gluten), hydrates de carbone, graisse, etc. ; aussi a-t-on raison de les appeler « du lait végétal à l'état solide, tant elles ont d'analogie avec cet aliment par excellence. On y trouve les mêmes sels que dans le lait, la même abondance de phosphates de chaux » (Ch. Vogt).

Les céréales, dit Liebig, contiennent autant de fer que la viande de bœuf ou en général que la viande rouge. Sur 1,000 unités de poids, la viande musculaire en contient 13 de sels nutritifs, tandis que le seigle et le froment en contiennent 21. La viande fraîche contient 80 pour cent d'eau ; le seigle et le froment n'en ont que 12 à 15.

Les végétariens mangent de préférence ou même exclusivement le pain Graham, lequel se fait de froment grossièrement moulu, simplement égrugé, c'est-à-dire renfermant encore le son et préparé sans sel ni levain.

« Éliminer le son est à la fois un luxe et une perte, » dit Liebig, car les couches extérieures du blé, qu'on jette d'ordinaire, contiennent encore une certaine quantité de gluten, et surtout des phosphates et des calcaires, si nécessaires à nos os. Le pain naturel, qu'on peut même préparer sans sel ni levain, est un aliment fort agréable au goût, tout à fait en harmonie avec nos organes de digestion, de sécrétion et d'excrétion, et capable même de restaurer ces fonctions si souvent dérangées.

On devrait accorder aux céréales bien plus d'importance qu'on ne le fait, et surtout ne pas oublier l'*avoine*, le *maïs*, le *riz*.

La bouillie d'*avoine*, tant aimée par nos ancêtres, devrait être remise en honneur; c'est une nourriture des plus saines, surtout si on la mange avec du lait doux ou du beurre ou des fruits, et qui peut, dit Fonssagrives [1], suffire comme aliment même avec une vie assez active.

Le *maïs* ou *blé de Turquie*, renfermant surtout beaucoup de matières grasses (9 o/o), forme aussi un aliment très utile.

Il en est de même pour le riz.

Les *légumes*, tels que les fèves, les lentilles, les haricots, les pois (fig. 2), sont pour la plupart des aliments nourrissants et très hygiéniques; les substances élémentaires qui les constituent sont les suivantes : fécule, dextrine, sucre, matière azotée.

Les *légumes secs* renferment surtout beaucoup d'azote (à peu près 25 o/o, et la viande de bœuf gras seulement 15,8) et sont par conséquent très nutritifs, même plus que la viande, sur laquelle ils ont encore l'avantage d'être meilleur marché. C'est que la viande renferme 75 o/o environ d'eau, et les légumes secs

1. Fonssagrives, *Dict. de la santé*, p. 99, et *Hygiène alimentaire*, 2ᵉ édition. Paris, 1867, p. 169.

CORNARO.   3

seulement de 13 à 14 o/o; en outre ces derniers renferment près de 5o o/o d'hydrates de carbone, tandis que cet élément si nécessaire au travail musculaire manque complètement à la viande.

On voit que l'avantage physiologique et économique des légumes secs sur la viande est très considérable; c'est ce qu'on devrait comprendre à notre époque de grande chèreté des vivres, où il s'agit de trouver un aliment à la fois très nourrissant et très bon marché.

M. le Dr F. Schneider [1] est du même avis que nous.

« L'azote, dit-il, offre des qualités très variables au point de vue de ses effets physiologiques; il présente des différences bien plus sensibles sous le rapport économique. En admettant que 25 grammes d'azote assimilable sont nécessaires pour sustenter journellement un homme adulte, cette quantité d'azote se trouve dans les aliments suivants :

Noms des aliments.	Quantité de l'aliment contenant 25 grammes d'azote.	Prix moyen de cette qualité.
	kil.	fr.
Viande de bœuf désossée.	1,080	2,70
Pain	2,000	0,80
Pommes de terre.	6,250	0,32
Pois	0,652	0,23
Lentilles	0,625	0,22
Haricots	0,546	0,20

« Vous voyez qu'il y a encore moyen de vivre à bon compte, en dépit du renchérissement de toutes les denrées alimentaires. »

1. Schneider, *Ce que nous ferons si le Doryphora détruit la pomme de terre (Journal d'Agriculture de France).*

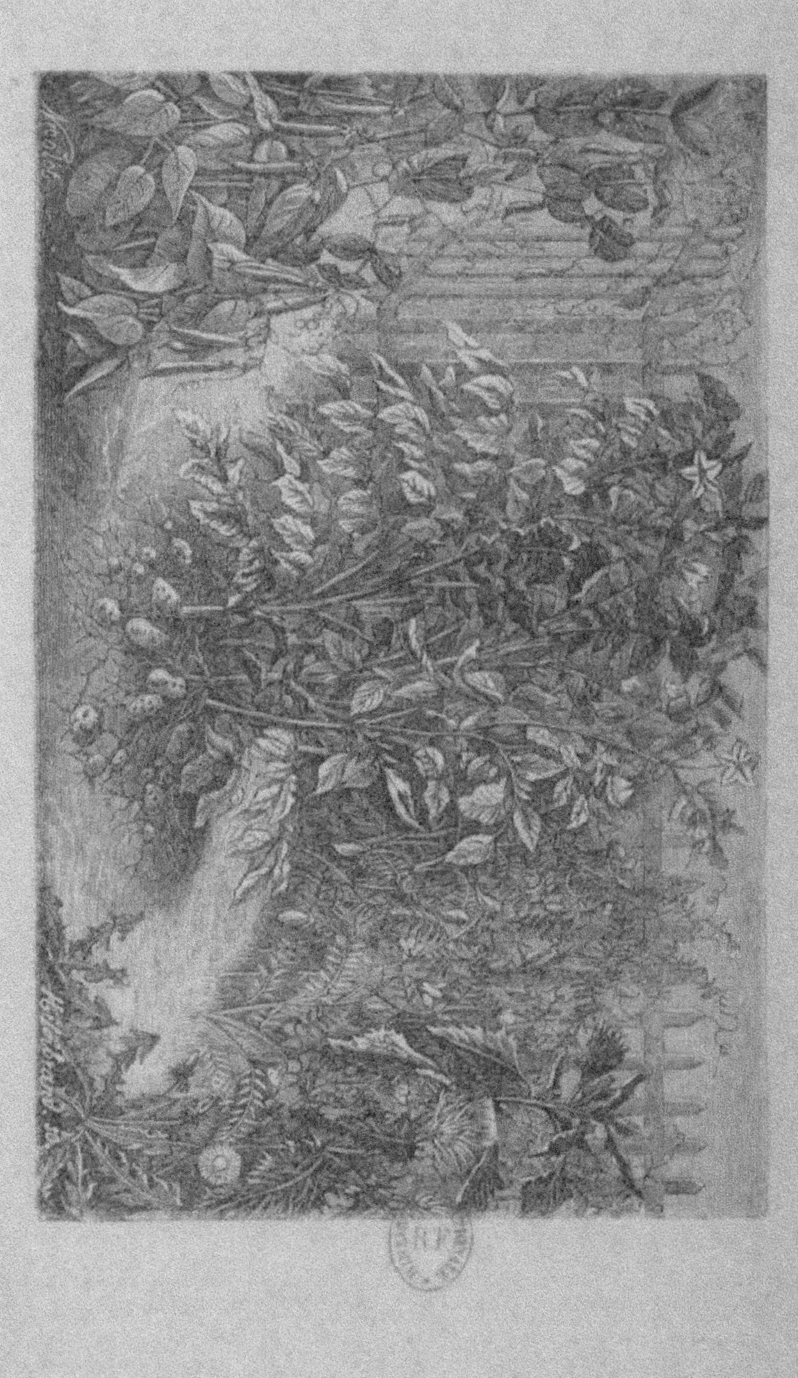

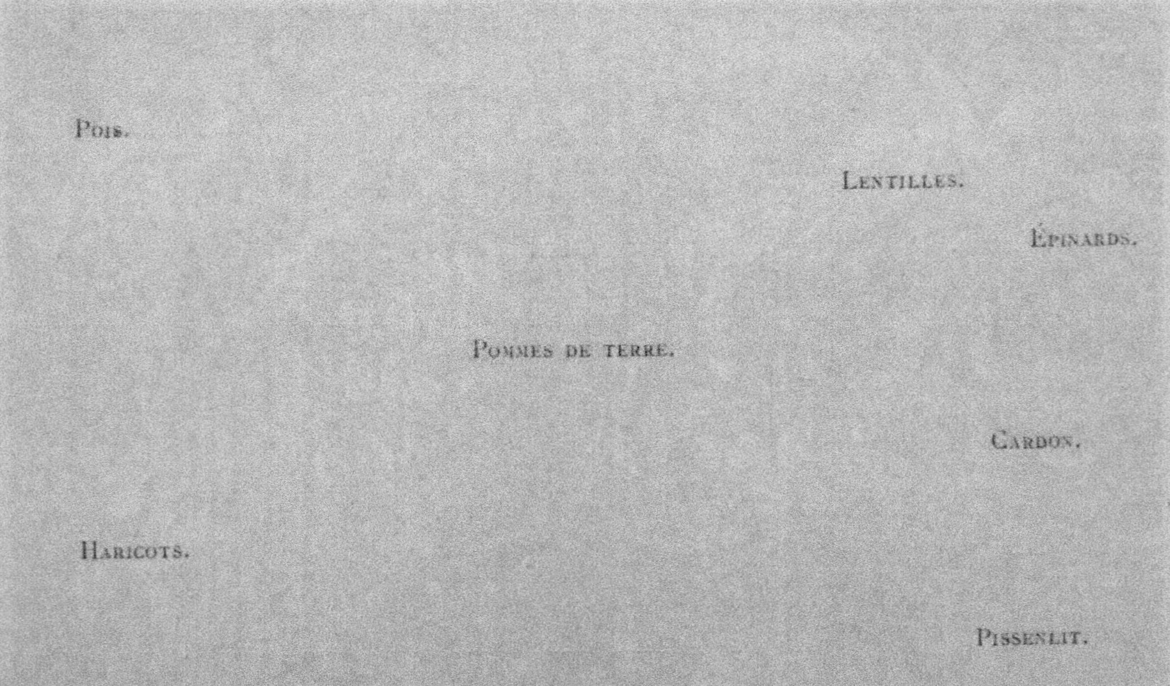

Fig. 2. — Les légumes.

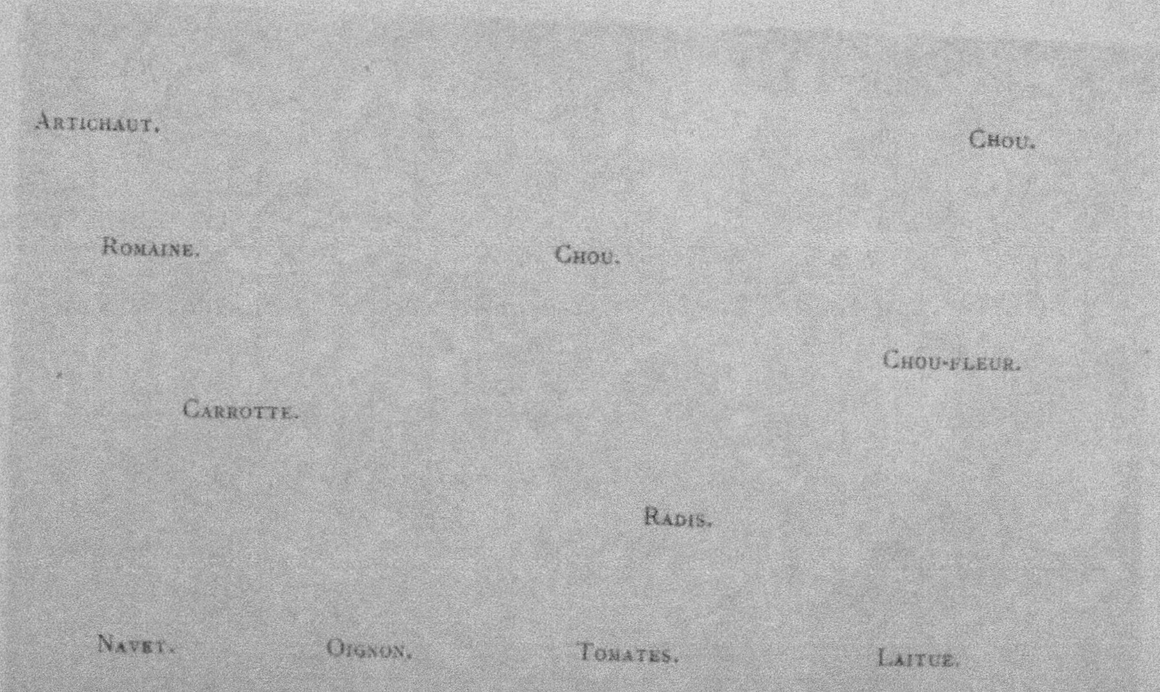

Fig. 3. — Les légumes.

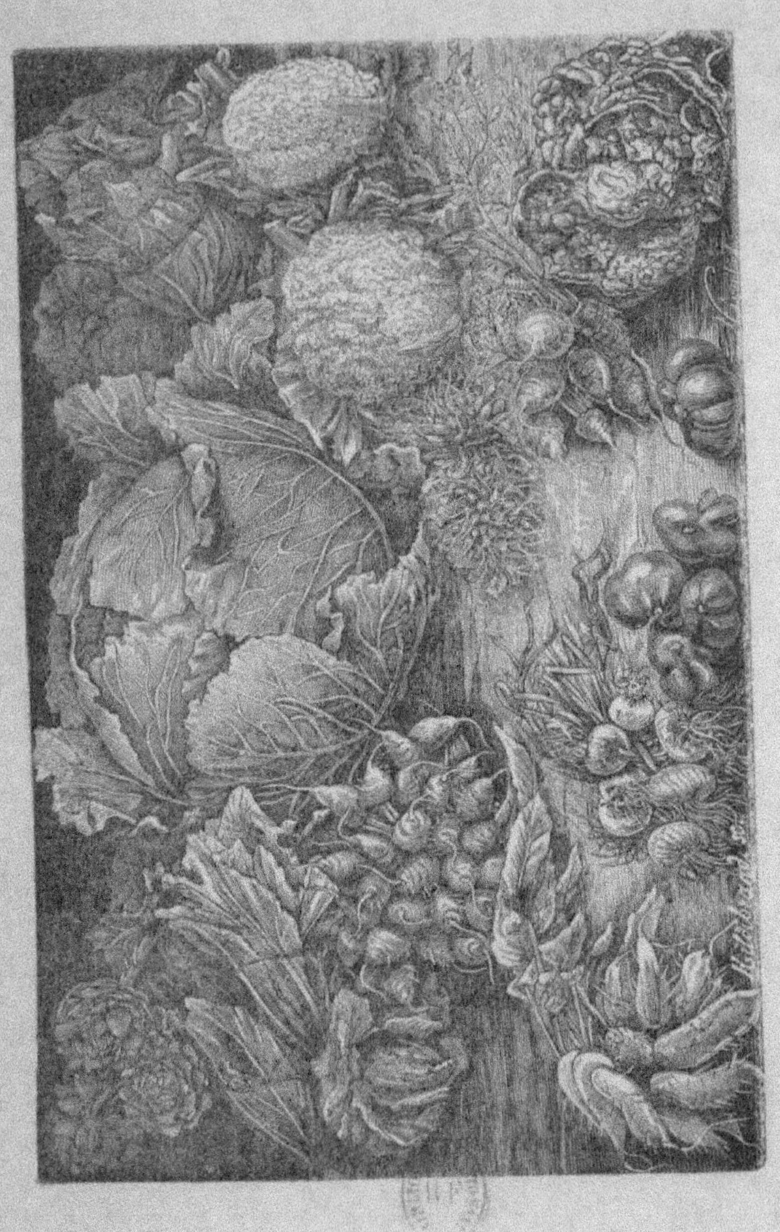

Les *légumes verts*, quels qu'ils soient, méritent aussi toute notre attention par leurs propriétés rafraîchissantes et nutritives.

Parmi les légumes nous citerons : les pommes de terre, les haricots, les pois, les lentilles, les épinards, les cardons, le pissenlit (fig. 2), les choux, les carottes, les artichauts, la romaine, la laitue, les choux-fleurs, les radis, les navets, l'oignon, les tomates (fig. 3).

Les propriétés rafraîchissantes et nutritives des légumes verts peuvent encore être augmentées par les autres mets qu'on mange avec les légumes; c'est qu'il faut bien se pénétrer de cette loi physiologique, qu'un aliment à lui seul n'a pas de valeur nutritive tout à fait déterminée, et qu'il n'acquiert cette dernière qu'en combinaison avec les autres aliments; en règle générale, il faudra donc à un aliment très nutritif, comme les légumes secs, en joindre un qui l'est moins, comme, par exemple, des pommes de terre, du riz, des fruits, des légumes verts.

Il est à regretter que ces derniers soient tellement négligés, tant sous le rapport de leur culture que sous celui de la cuisson, et pourtant on sait que les légumes verts nous sont absolument nécessaires, et que leur abstention peut à l'occasion engendrer des maladies assez graves.

Les *fruits* forment également une précieuse ressource alimentaire; ils sont une nourriture des plus saines et ne sauraient être assez recommandés aux personnes bien portantes et même aux malades et aux convalescents.

Nous recommandons surtout les cerises, les prunes,

Fig. 4. — Les fruits.

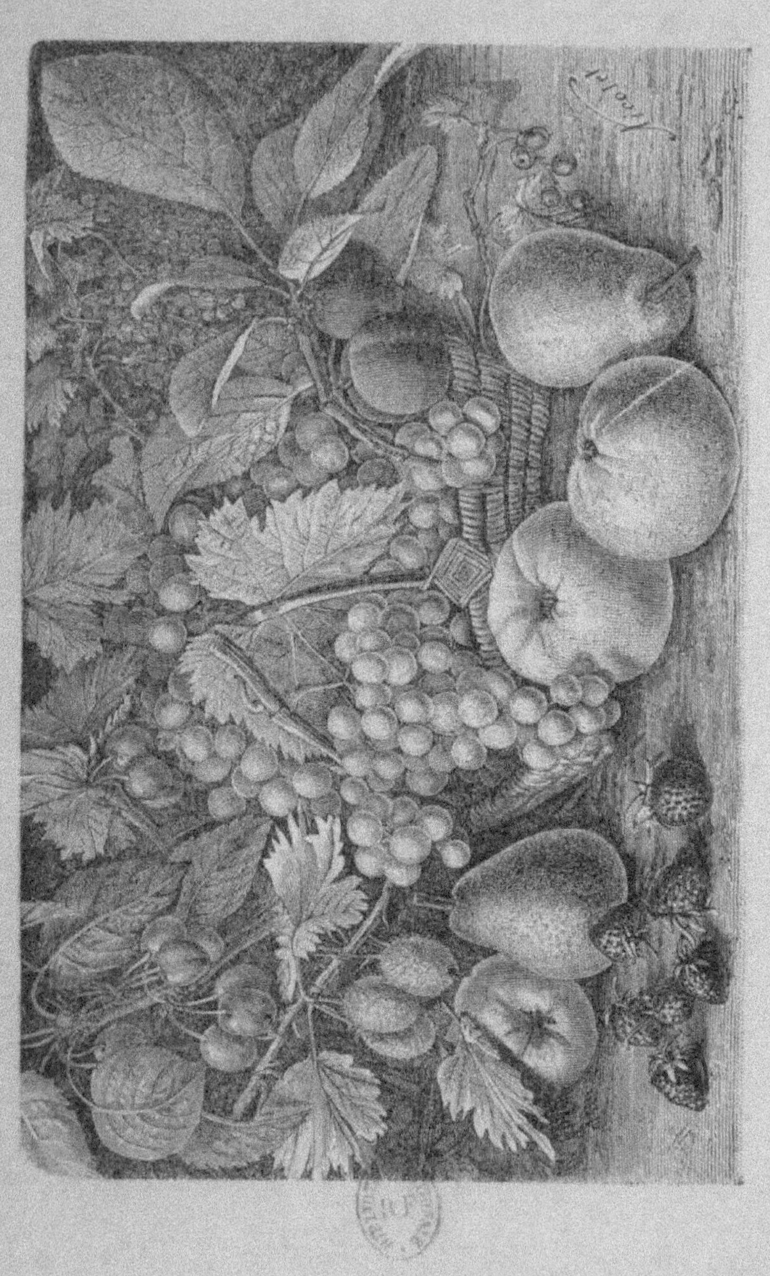

les poires, les pommes, les groseilles, les groseilles à maquereau, les fraises, le raisin et le cassis (fig. 4).

Ils devraient figurer à tous nos repas, car « ils sont au moins indispensables dans une bonne alimentation, dit Fonssagrives [1]. Un régime qui en serait démuni, quelque succulent qu'il fût par ailleurs, conduirait bientôt à la dégénérescence scorbutique, comme le prouvent des faits empruntés aux longues navigations. »

Généralement, on ajoute très peu d'importance aux fruits, ne leur attribuant qu'une valeur nutritive insignifiante, habitués que nous sommes à estimer uniquement la valeur des aliments d'après la quantité d'azote qu'ils renferment; mais c'est là une grave erreur. Les fruits, qui du reste renferment les principes alimentaires les plus importants, ont, entre autres, pour fonction de modérer la force nutritive de certains autres aliments contenant un excédant d'azote nuisible au corps; en outre, les fruits favorisent le travail de l'estomac et des intestins, et par suite la formation du sang.

Il ne sera pas sans intérêt de donner ici le chiffre de la consommation moyenne de ces comestibles à Paris.

Paris consomme, en moyenne, par an : 112,296,017 k. de pommes, 150,223,006 k. de poires, 117,809,310 k. de prunes, 72,450 k. de pêches, 4,185,000 k. d'abricots, 4,500,000 k. de raisin, 9,360,000 k. de fraises, 14,281,800 k. de cerises, 10,000,000 de k. de gro-

---

1. Fonssagrives, *Dict. de santé* et *Hygiène navale*. 2ᵉ édition. Paris, 1878.

seille, framboise, cassis, 3,280,009 k. de figues, 1,240 k. d'ananas, 150,000 k. de nèfles et de cormes, 630,000 k. de noix vertes, 25,000 k. de noix sèches, 5,000 k. de noisettes vertes, 10,000 k. d'amandes vertes et 650,000 k. de marrons et de châtaignes.

Tous les médecins connaissent le rôle que les fruits jouent dans le traitement de certaines maladies, comme par exemple de la constipation, de la goutte, des maladies des reins et de la vessie, même dans les fièvres et dans certains états d'irritation et de surexcitation.

On connaît aussi les excellents résultats des cures des fruits, par exemple des raisins, dans certaines maladies des poumons, du cœur et du bas-ventre, et Fonssagrives[1] a parfaitement raison d'appeler ces cures « un moyen d'une puissance remarquable pour relever la nutrition dans les cas où elle a fléchi ».

Comment en serait-il autrement? Les fruits ne sont-ils pas la nourriture la mieux appropriée à notre organisme? Qu'on en fasse l'essai, et on verra bientôt que nous donnons une des meilleures prescriptions hygiéniques, en disant : *Point de repas sans fruits.*

Une combinaison excellente, c'est celle des fruits avec le pain. Il y a beaucoup de végétariens, qui ne mangent rien d'autre et qui sont très forts et très bien portants; les enfants aiment beaucoup cette nourriture en général ; elle leur est très saine.

Le *miel* doit être compris parmi les sucs végétaux,

1. Fonssagrives. *Dict. de santé*, article Cures de raisin ; *Hygiène alimentaire* (2ᵉ édition. Paris, 1867, pages 216 et 586), et *Thérapeutique de la phthisie pulmonaire.* 2ᵉ édition. Paris, 1879.

quoiqu'il ait été recueilli des abeilles et qu'il ait séjourné quelque temps dans certaines petites cellules que l'on remarque dans le corps de ces animaux, avant d'être déposé dans les rayons d'où les hommes le tirent. Il se forme des humeurs les plus parfaites et les plus raffinées des plantes, en se séparant de leur masse qui circule dans l'intérieur des plantes, pour venir se réunir dans cette espèce de petits filets que Malpighi [1] aperçut le premier dans le fond des feuilles des fleurs.

Le *sucre* est également produit par les plantes, et ne change point de nature, malgré les différents degrés de raffinement qu'il reçoit de la main des hommes; bien loin d'être préjudiciable à la santé, comme bien des gens se l'imaginent, il est, au contraire, extrêmement sain et utile.

Le *lait* surtout forme une excellente nourriture, principalement celui des animaux qui vivent d'herbages et de feuilles. Cette liqueur, pour avoir été bien travaillée, et composée par les organes des animaux du suc de leurs aliments et de quelques-unes de leurs humeurs, et pour avoir passé dans leurs viscères et par leurs moindres vaisseaux artériels, n'en a point perdu pour cela les qualités des végétaux. Il retient surtout la disposition salutaire qu'il a de devenir acide. Il ne s'est pas non plus converti totalement en nature animale : mais il a acquis par la trituration un caractère de fluidité et de miscibilité, qui le rend

1. Malpighi, *Anatomia plantarum,* pl. 29. — Voy. aussi Maurice Girard, *les Abeilles, organes et fonctions, éducation et produits, miel et cire.* Paris, 1878.

infiniment plus propre à se convertir promptement en notre substance. Le lait, au reste, est doux et agréable à tous nos sens, surtout lorsqu'il est frais et trait dans le temps convenable. Aussi les médecins les plus éclairés de tous les siècles l'ont-ils regardé comme un aliment très léger, excellent et unique, par le juste milieu qu'il tient entre les aliments végétaux et les animaux; et c'est, comme on voit, sans raison que bien des gens le négligent ou le craignent.

Le lait, mêlé avec beaucoup d'eau pure, produit de très bons effets, selon le témoignage d'Hippocrate [1] même, qui en attribue la méthode à Pitocles, médecin qui s'en était servi avant lui avec beaucoup de succès pour réparer les complexions trop délicates et les corps exténués.

Le mélange d'un peu de vin avec beaucoup de lait (boisson usitée encore aujourd'ui parmi certains peuples) est également approuvé des anciens, quoiqu'il semble moins convenir à l'usage de la médecine qu'à l'assaisonnement de certains mets.

Mais il n'en est pas de même du bouillon, ou de quelque autre liquide gras, ou de quelque substance savoureuse que ce soit, mêlée avec du lait, parce qu'il n'a jamais besoin d'améliorer ses qualités, mais seulement d'augmenter quelquefois sa fluidité, avantage qu'il acquiert parfaitement avec le secours de l'eau toute pure.

Et d'autant que le lait, soit par le repos, soit par l'agitation, l'ébullition, ou le mélange de quelques

---

1. Hippocrate, *Epidémies*, V, 56, et VII, 48.

sucs acides de plantes, ou d'autres matiéres qu'on y jette, lorsqu'il est sur le point de bouillir, se sépare en trois substances connues, la *crème* ou le *beurre*, le *petit-lait* et le *fromage*, il n'est pas douteux que le petit-lait, par sa liquidité et sa température, ne soit un grand remède en certains cas, surtout en en prenant quatre à cinq livres par jour, à l'exemple des anciens.

Le *beurre* frais, quoique huileux, pourvu qu'on en use modérément, est également permis dans notre régime, ainsi que le fromage, qui est meilleur plus il est frais et nouveau.

A l'égard du *fromage* qui est dur et sec et qui a contracté avec le temps un goût âcre et piquant, qualités nuisibles et contraires à notre objet, on ne doit en user que rarement et avec beaucoup de modération.

La même précaution n'est pas moins nécessaire contre les *œufs*.

L'*eau* doit former à peu près l'unique boisson dans le régime de Pythagore. Au reste, la soif ne tourmente guère ceux qui mangent beaucoup de fruits et renoncent aux aliments échauffants, aux aliments trop doux, ou trop acides, ou trop gras.

Les sucs végétaux, tirés de quelque partie que ce soit des plantes, lesquels, par le moyen de la fermentation, sont réduits en liqueurs connues sous les noms de *vin*, *bière* et *hydromel*, et plus encore les esprits qui en sont extraits, sont entièrement opposés au régime de Pythagore. Toutes ces liqueurs, qui ont acquis par la fermentation une nature totalement contraire, ne sont propres qu'à augmenter la viscosité et la cohésion de notre sang, et par conséquent à ralentir le cours de ce liquide, au lieu de le rendre plus fluide. C'est de là que leur vient la faculté qu'elles ont de redonner la vigueur, de dessécher, d'augmenter la chaleur et le mouvement dans le corps et le pouvoir encore plus dangereux d'offenser nos nerfs avec la plus grande activité, et de produire en troublant leurs opérations, selon les différents degrés de leur maligne efficacité, l'ivresse, le délire, l'oubli et l'assoupissement. Le commun des hommes ne voit cependant dans tous ces effets-là rien que d'agréable et que d'innocent. Il n'en est pas de même du philosophe pythagoricien, qui sait combien ils sont voisins de la paralysie, de l'apoplexie et de la mort, suites fréquentes de ces attaques, toujours causées par la fermentation des liqueurs.

Le *vinaigre*, quoique produit par le vin, mais par une seconde fermentation, a cependant des qualités tout à fait opposées à ce liquide. Devenu clair, subtil, pénétrant et volatil par la déposition de ses parties les plus grossières, il s'insinue et se mêle intimement avec toutes nos humeurs, même celles qui sont huileuses. Il empêche ainsi ou mitige le changement pernicieux qui se fait assez fréquemment en nous par la force du mouvement et de la chaleur naturelle, que nous appelons *putridité* et *acrimonie*.

Aussi le vinaigre est-il un grand réfrigérant dans les fièvres aiguës, soit qu'elles soient causées par l'acrimonie des sucs devenus alcalins, ou qu'elles naissent de quelque communication contagieuse.

On s'en est servi du temps même d'Hippocrate contre l'ivresse, l'assoupissement et la faiblesse, avec d'autant plus de succès qu'il restaure les nerfs.

Il a été pareillement d'un grand secours dans toutes les maladies pestilentielles, et principalement dans celle qui se fit sentir si cruellement à Florence en 1631, malgré le mélange mal entendu d'un grand nombre d'ingrédients d'une nature opposée, qui étaient en usage dans ces temps-là [1].

Un peu d'excellent vin dans beaucoup d'eau forme un liquide facile à s'aigrir par la chaleur intérieure de notre corps; c'est peut-être par cette raison-là qu'une telle boisson, prise copieusement, produisait autrefois de si bons effets dans les fièvres habituelles, et souvent même dans les fièvres aiguës. Cette méthode est appuyée du témoignage d'Hippocrate, et l'expérience qu'on en a faite de nos jours ne nous permet pas de douter qn'elle ne soit également d'une grande utilité dans certains cas.

Les sucs acides et frais de *citrons, limons, oranges* et autres fruits de cette espèce ont encore plus d'efficacité. On ne doit point être surpris si quelques médecins modernes les ont regardés comme un remède puissant contre les fièvres malignes et pestilentielles. Cette découverte n'est pas même nouvelle. Michelini, professeur de mathématiques à Pise, s'en servit avec beaucoup de succès dans une épidémie de fièvres malignes dont mouraient presque tous ceux qui étaient traités selon la méthode ordinaire. Son secret consistait à prendre souvent du jus de limon, d'orange et même de verjus dans une grande quantité, et à ne manger que de la mie de pain bouillie ou

1. Rondinelli, *Relation de la peste de 1630.*

trempée dans de l'eau pure ; mais il fallait observer ce régime dès le commencement de la maladie.

L'*huile* est une liqueur grasse et par conséquent très propre à devenir facilement rance dans le travail de la digestion, si elle n'est promptement transformée. La plus douce est donc la meilleure, comme la moins exposée à se corrompre : mais il faut en user modérément et seulement pour l'assaisonnement des mets, qui seront jugés les plus sains après qu'on aura eu soin de la mêler avec des sucs acides.

« Quant à l'action des toniques, tels que le café, le thé, le bouillon, sur la santé et sur le sentiment de notre bien-être, nous n'en sommes encore qu'à des conjectures, dit Liebig[1]. Tout ce que nous savons certainement, c'est que ce ne sont pas des matières nutritives ou du moins des substances qui n'en contiennent pas assez pour qu'on puisse leur reconnaître quelque valeur sous ce rapport. Une tasse de bouillon donne souvent une sensation de force, non pas parce qu'elle donne de la force là ou il n'y en a pas, mais parce qu'elle agit sur nos nerfs de telle manière que nous nous apercevons des forces que nous possédons encore. Là ou il y a faiblesse complète, le bouillon n'a pas cette influence fortifiante. »

« Je maintiens, dit Virchow, que le bouillon pur n'est ni nutritif ni fortifiant, mais que c'est un tonique et un article de luxe. »

Au lieu du café au lait pour le déjeuner et pour le souper, que la famille ouvrière mange une bonne

1. Liebig, *Calendrier populaire d'Auerbach*, 1869, page 148.

soupe à l'avoine par exemple, et, au lieu d'un mauvais bouillon qui n'a pas de force et d'une viande bouillie qui n'en a plus, qu'on prenne au dîner également une bonne soupe, par exemple à la farine, aux pommes de terre, au riz, etc., et un bon plat de légumes avec un laitage ou un farineux; de cette façon, on sera bien nourri, et l'ouvrier n'aura pas besoin de recourir à l'eau-de-vie ou au vin si souvent frelaté.

Il est probable que le café au lait ne sera jamais *détrôné*; mais qu'au moins les ménagères servent à côté de ce liquide, presque sans valeur nutritive, un des aliments substantiels que nous venons de mommer; *les enfants en seront moins misérables et les maris moins buveurs.*

Dans cette vaste diversité de matières végétales que nous offre la terre, nous n'avons guère que le choix de celles qui, étant bonnes par elles-mêmes, sont ou naturellement tendres et délicates, ou le peuvent devenir par le secours de l'art, parmi lesquelles les unes ont le suc aqueux, ou insipide, ou doux, ou aigre-doux; d'autres, laiteux, ou tirant sur l'amer; d'autres enfin, tout à fait amer, et l'odeur douce, ou agréable, ou forte, pénétrante, ou ne sentant rien du tout. Nous pouvons même accroître ou mitiger chacune de ces qualités par les différents degrés d'assaisonnement qui leur sont propres. Ainsi, quand nous rassemblerions tous les végétaux dont nous employons dans nos repas les racines, les corps entiers, les feuilles, les germes, les fruits, les graines, ou enfin les sucs, nous ne trouverions pas même cent sortes de plantes.

On en trouverait bien moins encore si, en suivant

les principes que nous avons établis, on excluait entièrement les matières végétales les plus dures, les plus salées, les plus piquantes et les plus nourrissantes.

Il faudrait dans ce cas-là s'abstenir, avec l'exactitude scrupuleuse des Egyptiens, des oignons, de l'ail et de toutes les racines bulbeuses, ainsi que des fruits secs, des graines d'arbres et des herbes les plus dures, à l'exception des céréales, ou bien ne s'en permettre l'usage qu'en les faisant cuire dans l'eau, avec quelque autre substance, comme avec des légumes frais et tendres, mais extrêmement cuits et mêlés avec des herbes potagères ou avec quelques fruits aqueux. Ainsi, au rapport d'Aulu Gelle, Taurus, philosophe, grand admirateur et convive de Pythagore, mêlait des lentilles avec de la citrouille.

Les plantes qui peuvent suffire tant aux besoins qu'aux délices des pythagoriciens se réduisent à moins d'une quarantaine, presque toutes cultivées dans nos champs et dans nos jardins, à l'exception du sucre, et parmi lesquelles les plus communes sont les plus saines.

Pour les personnes qui pourraient s'y intéresser, nous donnons ici un *menu végétarien*, tel qu'il est recommandé par le D‪r Dock [1]; il va sans dire que nous faisons les modifications nécessaires suivant les malades et les différentes maladies.

Nous n'avons en règle générale que trois repas par jour : le déjeuner, à sept heures et demie du matin; le dîner, à midi et demi, et le souper, à six heures et

1. Dock, *Du végétarisme ou de la manière de vivre selon les lois de la nature*, Saint-Gall, 1878, p. 31.

demie du soir ; beaucoup de végétariens se contentent de deux repas par jour.

Le *déjeuner* se compose soit :

1º D'une soupe au gruau d'avoine ou à la farine de Graham (c'est-à-dire de la farine dont nous faisons notre pain naturel), avec des fruits, ou avec du lait ;

2º De fruits, de lait et de pain ;

3º Simplement de fruits et de pain.

Le *souper* est à peu près analogue au déjeuner ; on peut y ajouter un légume, ou une omelette, ou des œufs. Plus le souper est simple, mieux cela vaut.

Le *dîner* se compose :

1º D'une *soupe* faite avec différents ingrédients végétaux, par exemple : des pois, des lentilles, des haricots, de l'orge, du riz, des pommes de terre, divers légumes verts (julienne), jamais de bouillon ;

2º D'un ou de deux *légumes* verts, comme la saison les donne (une ou deux fois par semaine des légumes secs), et des pommes de terre ou un farineux ;

3º D'un laitage fait avec du riz ou du maïs, du gruau, du sagou, de la farine de Graham, etc., ou à la place du laitage, un dessert quelconque, par exemple : gâteau aux fruits, gâteau de Savoie, beignets, pudding, etc. ;

4º Toute espèce de fruits crus ou cuits.

La table végétarienne se distingue par sa grande simplicité, qui toutefois n'exclut pas la variété, et c'est là ce qui lui donne toute sa valeur hygiénique, surtout si la seconde condition, celle de la *sobriété*, est encore remplie ; les végétariens s'en font une vertu.

Le reproche qu'on leur fait d'absorber de bien plus grandes quantités d'aliments que les mangeurs de viande n'est pas fondé du tout.

Un fait qui parle beaucoup en faveur du régime lacto-végétal, c'est que tous ceux qui l'ont suivi pendant un certain temps s'en trouvent très bien et reviennent rarement à leur ancien genre de vie, tant est grande la force du simple et de ce qui est naturel.

§ 8. — Avantages moraux et sociaux du régime de Pythagore.

« Toute civilisation part de l'estomac, » a dit Frédéric II. — C'est dans le même sens que Emm. Kant disait : « L'homme est ce qu'il mange. »

Le régime pythagoricien dispose à la douceur du caractère, tandis que l'usage exclusif des substances animales dispose à la férocité.

Les peuples de l'Hindoustan, qui sont très sobres et qui ne se nourrissent que de végétaux, sont aussi les plus doux et les plus humains, et portent l'horreur du sang jusqu'à respecter celui des animaux.

Le végétarisme a sur la manière de vivre actuelle (viande et excitants) des avantages d'une grande importance et même d'une importance *vitale*; il est à la fois : *Plus naturel*, *plus humain*, *plus moral*, *plus esthétique*, *plus sain*, *et plus économique*.

Il conserve la triple santé de l'individu, c'est-à-dire la santé physique, morale et intellectuelle; il protège la famille et la société.

Il combat la pauvreté et la misère, comme aussi le luxe mal entendu, le libertinage; bref, il est pour l'humanité une des sauvegardes les plus sûres de son existence et une des meilleures garanties de sa prospérité.

En effet le végétarisme ne s'arrête pas à la seule question du régime; il est, avant tout, un principe moral par ses règles de sobriété, et il s'appuie en second lieu sur les autres facteurs naturels non moins importants, protecteurs de notre santé et de notre vie, c'est-à-dire l'air pur, la lumière, le soleil, l'eau, l'exercice ou le travail varié, et les influences morales.

C'est dans cet ordre d'idées que Florence Lees a dit[1] :

« Le genre humain, en revenant à sa *nourriture normale*, c'est-à-dire au régime végétarien, ne préjudicierait en rien à sa force physique et mentale. Tout au contraire, ce changement lui procurerait, autant que le permet la nature humaine, la persévérance dans le travail même le plus dur, la clarté de l'esprit, la pureté du sentiment moral, l'humeur égale et joyeuse, l'empire sur les passions et le règne durable de la civilisation. »

Art. II. — *Le régime de Pythagore dans l'état de maladie.*

Après ce que nous venons de dire sur la nature et la qualité des aliments qui composent le régime végétal, il ne doit plus paraître surprenant que l'on puisse, à l'aide d'un tel régime, guérir certaines maladies contre lesquelles on voit échouer tout l'art humain, d'en prévenir beaucoup d'autres, et de disposer

1. Lees, *Die Ernährung des Menschen.* Berlin, 1874.

généralement notre corps à être moins susceptible aux impressions des causes morbifiques; mais il faut ne se permettre pendant tout le temps qu'on devra s'y assujettir que des aliments animaux bien choisis, en user avec modération, et surtout ne point négliger de les mêler avec des herbes tendres et fraîches, soit douces, soit acides, amères ou odoriférantes.

Asclépiade guérissait tous ses malades en leur prescrivant des herbes et une nourriture végétale.

Le régime de Pythagore admet également la *diète blanche*, qui consiste à ne vivre que de lait, comme font tous les jeunes animaux, et comme on dit que vivaient anciennement et que vivent même aujourd'hui des nations entières.

L'usage s'en est introduit dans toute l'Europe, vers le milieu du XVI⁰ siècle, pour la cure de certaines infirmités, et principalement des *douleurs articulaires* et de la *goutte*. Nous avons de plus, en faveur de cette méthode, l'exemple et l'autorité des anciens, entre autre d'Hippocrate, de Celse, de Pline et de quelques autres, parmi lesquels il paraît qu'Aretée est le premier qui ait traité certaines infirmités avec la diète lactée, se fondant sur l'exemple des peuples qui ne vivent que de lait [1].

On en a fait pareillement en Angleterre diverses expériences avec succès, contre la goutte. On y a vu, bien plus, quelque temps après, plusieurs goutteux guérir en ne vivant pendant quelques semaines que

1. Voyez *Nouveau Dictionnaire de médecine et de chirurgie pratiques*, art. LAIT, tome XX, p. 86, et Fonssagrives, *Hygiène alimentaire*, 2ᵉ édition. Paris, 1867, p. 178 et 505.

de plantes fraîches et salubres; et cette découverte n'a pas peu contribué à accréditer dans ce pays-là le régime végétal.

Nous avons parmi nous plus d'un exemple qui prouve que la diète lactée, mêlée avec l'usage abondant des végétaux, prévient ou diminue considérablement les douleurs de la goutte, pourvu qu'on observe en même temps de s'abstenir de viande ou de n'en manger que le plus sobrement qu'il sera possible.

Le régime végétal n'est pas seulement d'un grand secours contre les douleurs de la goutte et les maladies articulaires : sa vertu s'étend également sur toutes les maladies qui naissent de la trop grande force des solides, de l'âcreté des liquides, de leur épaississement, de leurs dépôts pesants et tenaces, et de l'activité trop puissante des forces mouvantes internes.

L'expérience fait voir qu'il est très propre à dissiper le *rhumatisme* et l'*hypochondrie*, fâcheuse infirmité qui vient des nerfs et qui réside principalement dans l'estomac et dans les intestins, et quelques autres maladies des nerfs.

De même encore l'*éthisie* ou corruption des glandes et des viscères, accompagnée de fièvres lentes et habituelles, pourvu qu'elle n'ait point encore fait trop de progrès.

La diète végétale particulière, dit Fonssagrives [1], fondée sur l'emploi exclusif de certains fruits, a été fréquemment instituée avec succès comme moyen de traitement de la phthisie. Van Swieten a rapporté un

1. Fonssagrives, *Thérapeutique de la phthisie pulmonaire.* Paris, 1880, 2ᵉ édition, p. 161.

cas de guérison par l'usage des fraises; Fréd. Hoff-
mann affirme avoir obtenu par le même moyen, et en
deux mois, un succès semblable; Richter rapporte
qu'il a observé un fait analogue, et que dans un autre,
où les mûres, les cerises et les fraises furent associées,
le succès ne fut pas moins remarquable. Berger a cité
un fait de guérison par l'usage du jus de concombre (?).
Rivière a publié l'histoire d'une fille phthisique qui
fut guérie par un régime exclusivement composé de
pain et de raisins secs (?). Qu'une foule d'erreurs de
diagnostic aient pu se glisser dans ces résultats pour
en altérer la signification, nous ne songeons nullement à le nier, mais on ne saurait en faire table rase.

Citons enfin les *vices anévrysmatiques* et le *scorbut*.

Telle est donc la vertu du régime végétal, qu'il
apaise, qu'il prévient, qu'il détruit une infinité de
maladies des plus dangereuses et des plus opiniâtres.

Ces effets, quelque surprenants qu'ils soient, ne
paraîtront point exagérés si l'on jette les yeux sur les
funestes calamités qu'a de tous les temps produites
parmi les hommes une longue disette d'aliments végétaux. Les guerres, les sièges des places, les longs
campements, les navigations éloignées, les populations dans les pays incultes et maritimes, les pestes
célèbres et les vies des hommes illustres, nous offrent
des traits bien frappants de la maligne et venimeuse
activité des aliments contraires aux végétaux. J'entends
par là les matières sèches et dures et longtemps con-
servées, quoiqu'originairement végétales, et les matières animales, soit dures, soit fraîches, sans aucun
mélange d'herbages ni de fruits.

Telle fut l'origine de la *peste d'Athènes*, dont Thucydide nous a laissé une magnifique description ; je dis bien plus, de la plupart des fléaux de cette nature, dont nous avons de fidèles relations, et d'une infinité d'autres maladies épidémiques : car il est bon de remarquer que tous ces maux-là viennent presque toujours à la suite de quelque siège long et opiniâtre, d'un froid excessif ou de la sécheresse qui détruisent les herbages ou les rendent si rares que les pauvres gens ne sauraient s'en procurer. Aussi voit-on dans ces sortes de circonstances que les riches sont toujours les moins maltraités.

Il en est de même du *scorbut*, qui règne dans les pays chauds, ainsi que dans ceux où le froid se fait sentir le plus rigoureusement, et qui se guérit par le prompt usage des végétaux, quels qu'ils soient, comme avec la décoction de feuilles prises au hasard dans la première forêt. Ce n'est point le climat septentrional, ni l'air de la mer, ni la salaison des chairs qui le produisent ; c'est l'abstinence des végétaux. Ne voit-on pas, en effet, les symptômes scorbutiques dominer à proportion que les aliments végétaux y sont rares, ou qu'on s'en abstient volontairement ? Et d'où provient le scorbut, dont certaines maisons nombreuses nous paraissent infectées, si ce n'est d'un esprit d'économie mal entendue qui leur fait préférer les provisions sèches, comme étant de nature à se garder plus longtemps ? Ce fléau gagne de même bien des personnes riches et instruites, mais capables de préjugés et d'erreurs ; esprits forts en fait de médecine, qui s'imaginent que cette science est incertaine ou inutile, ou qu'elle n'existe même pas, et ne peuvent se résoudre à convenir que le régime végétal puisse avoir autant d'efficacité. Ainsi Mathieu Curtius avança le terme de ses jours en ne se nourrissant que de pigeons dès qu'il fut arrivé à un certain âge [1].

On a vu d'autres médecins, non moins estimés que Curtius, des théologiens, des jurisconsultes habiles, qui, négligeant ce précepte de médecine, qui n'est pas commun à la vérité, infectèrent leur corps de scorbut, par l'usage immodéré des bouillons trop substantiels, des œufs, des pâtes et autres aliments animaux, ou des végétaux secs et conservés, sans jamais songer à corriger ce pernicieux genre de vie par le mélange de salades, d'autres herbages ou de fruits.

Il est plus naturel de supposer que ce fut là la véritable cause de l'*éléphantiasis*, si commune en Egypte, que de l'attribuer, comme a fait Lucrèce [2], à cette quantité de semences répandues dans l'air ennemi. Les horribles symptômes de cette maladie dénotent assez que l'éléphantiasis des anciens n'était autre chose qu'une espèce de scorbut invétéré.

On peut également donner ce nom-là à ces *ulcères de la bouche* dont Aretée fait ailleurs la description [3], et qu'il appelle *égyptiens* et *syriaques*, parce qu'ils étaient fort communs dans ces pays-là.

Galien [4], qui paraît avoir suivi exactement cette

1. Cardan, *De sanit. tuenda*, III, 167.
2. Lucrèce, VI, 1112.
3. Aretée, liv. I, chap. 9.
4. Galien, *De la méthode thérapeutique à Glaucon*, livre II, chap. xii (*Œuvres*, trad. par Daremberg, tome II, p. 781. Paris, 1856).

maladie, ayant observé qu'elle était presque inconnue dans les climats les plus méridionaux de l'Europe, et surtout dans les pays ou l'on vivait de laitage, et qu'elle était au contraire fort commune à Alexandrie, en attribue la cause avec raison à la nourriture de ce peuple, qui consistait en légumes secs de la plus mauvaise espèce, en pâtes, en fromages secs, en poissons, colimaçons, serpents, en chair d'âne, de chameau, et généralement toutes sortes de viandes salées. A quoi il faut ajouter que les riches de ce pays-là avaient chez eux des endroits destinés à conserver et à purifier l'eau du Nil, au lieu que le peuple était obligé de la boire toute bourbeuse. D'ailleurs le terrain y étant aride et salé, les herbages n'y pouvaient être arrosés qu'avec beaucoup de soin et de dépense [1]; toutes ces raisons doivent nous persuader que l'éléphantiasis n'était produite que par une longue abstinence de végétaux frais.

On peut juger de là combien convenait à cette maladie la méthode de Démocrite, qui consistait dans une simple décoction d'herbes [2]; ou celle de Celse [3], dans la privation de tout ce qui est gras et glutineux et capable de gonfler, c'est-à-dire dur et difficile à se diviser, qualités précisément opposées à celles du régime végétal; ou bien celle d'Arétée [4], dans les fruits fraîchement cueillis des arbres, avec quelques herbes ou racines, et une copieuse dose de lait pur ou mêlé

1. Alpini, *De Medic. Ægypt.*, p. 16.
2. Cœlius Aurelianus, *Morb. Chronic.*, IV, 1.
3. Celse, III, 25.
4. Arétée, *De Curatione acutorum et diutur. morborum*, II, 13.

avec beaucoup d'eau; ou, enfin, celle de Galien, dans le petit-lait et plusieurs herbages insipides. Il est vrai que ces différentes méthodes sont, comme la plupart des médicaments des anciens, même ceux que nous estimons le plus, mêlés avec beaucoup d'autres remèdes faux et contraires, tels que la chair de vipère, éternel et pernicieux instrument de la charlatanerie. Mais il faut convenir aussi que, cette partie de la médecine exigeant les connaissances les plus exactes, nous sommes plus à portée d'en juger sainement par les progrès que l'on a faits depuis dans les sciences.

Nous lisons dans Arétée [1] que quelques éléphantiaques, qui avaient été abandonnés, selon l'usage de ces temps-là, dans des montagnes et dans des déserts, par la crainte et l'horreur qu'inspirait ce mal contagieux, y furent retrouvés pleins de vie et sains quelque temps après. Rien ne prouve mieux que l'éléphantiasis était de nature scorbutique, car il ne faut pas supposer qu'un tel changement leur fût arrivé pour s'être nourris de vipères, comme se l'imaginait le vulgaire, mais pour s'être abstenus de viandes et pour avoir vécu d'herbages.

Après des preuves aussi convaincantes de la vertu et des propriétés de la nourriture végétale, rien ne saurait justifier la prévention qu'on voit régner généralement contre ce genre d'aliments : ce préjugé paraît d'autant plus extraordinaire, qu'indépendamment de la fertilité de notre sol, qui rend les herbages et les

1. Arétée, *De causis et signis acutorum et diuturnorum morborum*, II, 13.

fruits si communs, même le peuple des campagnes est peu adonné à la viande.

Après tout, les aliments végétaux ne sont point si rebutants : l'expérience nous fait voir, au contraire, que rien n'est propre à rendre le goût fin et délicat comme de s'abstenir pendant quelque temps du vin et des mets succulents. Les houppes nerveuses de la langue et du palais sont moins oppressées, et leur action moins troublée par la quantité de corpuscules savoureux dont abondent les viandes, les aromates et les matières dures et huileuses.

Et, quand même les sens s'y trouveraient moins flattés, la santé influe si essentiellement sur tous les plaisirs de la vie, et la tempérance pythagoricienne est tellement propre à maintenir la santé et à prolonger la vie, qu'il n'est point d'homme sensuel un peu éclairé qui ne soit porté à sacrifier quelques moments de satisfaction à une considération aussi importante. Telle fut dans le fond la manière de vivre et de penser de ce Grec fameux[1], dont les principes mal interprétés furent attribués par le vulgaire à une extravagante sensualité.

1. Si l'on en croit les auteurs qui ont écrit la vie d'Épicure, ce n'est point tant le dogme de ce philosophe sur le souverain bonheur qui l'a décrié dans l'esprit du vulgaire que les calomnies des stoïciens jaloux de la grande réputation dont il jouissait. Dans cette foule d'écrits et de libelles qu'ils publièrent contre lui, il n'est sorte de vices qu'ils ne lui aient imputés. Épicure opposa à ses adversaires des exemples constants de sobriété, de chasteté, de zèle pour le bien public et d'une parfaite soumission aux lois. Rien ne donne une plus juste idée du caractère d'Épicure que les maximes admirables de morale qui sont répandues dans les écrits de ce philosophe, la vogue

Bien des gens s'abstiennent des végétaux, dans la crainte qu'ils ne puissent trop affaiblir le corps, et par conséquent énerver l'esprit et amollir le courage. Il est vrai que Pythagore conseille à un champion de ses concitoyens[1] de se nourrir de viande pour acquérir plus de force; ce qui lui réussit en effet si bien, que l'on changea depuis la nourriture des athlètes, qui consistait auparavant en figues sèches, en fromages, en grains, en légumes et autres matières acides végétales.

Mais je répondrai à cela qu'il y a une grande différence de la force athlétique à la véritable vigueur. Celle-ci naît d'un tempérament sain et d'une vie réglée, et l'autre n'était que l'effet d'une grosseur de corps artificielle produite par une nourriture forcée de viandes les plus substantielles et d'aliments durs et huileux, sans aucun mélange d'eau ni d'herbages. Mais une telle vigueur, quoique entretenue par des exercices continuels qui furent réduits chez les anciens à un art particulier, bien loin d'être réputée saine et naturelle, était au contraire regardée comme

extraordinaire qu'il eut dans la Grèce et dans l'Italie, la quantité de statues qui lui furent érigées de son vivant, et les honneurs que l'on rendait encore à sa mémoire plus de 400 ans après sa mort.

1. Ce champion, appelé Larimène, était de Samos. La petitesse de sa taille ne lui laissant pas espérer de pouvoir exercer avec avantage la profession d'athlète, Pythagore, qui était son ami, lui conseilla de quitter son régime ordinaire, qui consistait en figues sèches et en fromage, et de se nourrir à l'avenir d'une certaine quantité de viande chaque jour. Son corps se fortifia par ce nouveau genre de vie au point qu'il vint à bout dans la suite de terrasser de plus forts que lui.

une disposition prochaine à une infinité de maladies très dangereuses, et Hippocrate conseillait judicieusement à ceux qui, n'étant pas athlètes de profession, ne laissaient pas de vivre comme eux, de s'attacher à détruire promptement la vigueur artificielle de leur corps par l'abstinence et par les opérations de la médecine.

Platon observe qu'ils étaient plongés dans un assoupissement continuel, passant la plus grande partie de leur vie à dormir, et exposés de moment à autre à quelque maladie violente et imprévue.

Galien[1] détaille plus au long les accidents auxquels étaient communément sujets ces insensés, qui, par des excès d'une bravoure mal entendue, sacrifiaient leur santé au divertissement des autres. Plusieurs d'entre eux perdaient tout à coup l'usage de la parole et demeuraient sans connaissance et sans mouvement. Quelquefois accablés par leur propre masse, suffoqués par leur plénitude même, ils étaient subitement frappés d'apoplexie, ou ils périssaient par quelque hémorrhagie.

Ces accidents ne sont pas moins fréquents, chez les personnes extrêmement replètes, qui mangent avec excès des viandes substantielles, sans aucun mélange de végétaux. Un genre de vie de cette nature dérange dans ces corps-là l'équilibre qui est si nécessaire entre la masse des humeurs qui se meuvent du cœur aux parties et celles qui retournent des parties au cœur. Ces personnes-là

1. Galien, *Œuvres anatomiques, physiologiques et médicales*, trad. par Ch. Daremberg. Paris, 1854.

sont de plus particulièrement sujettes à l'hydropisie.

C'est donc, comme dit Celse[1], parce que les aliments végétaux sont d'une matière très faible et d'une nourriture très légère qu'ils doivent composer la meilleure partie de nos aliments.

1. Celse, *Ad Thrasyb.*, cap. 37.

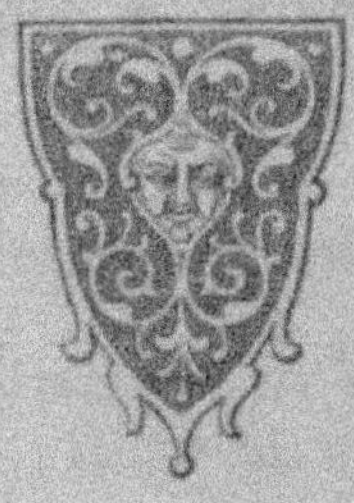

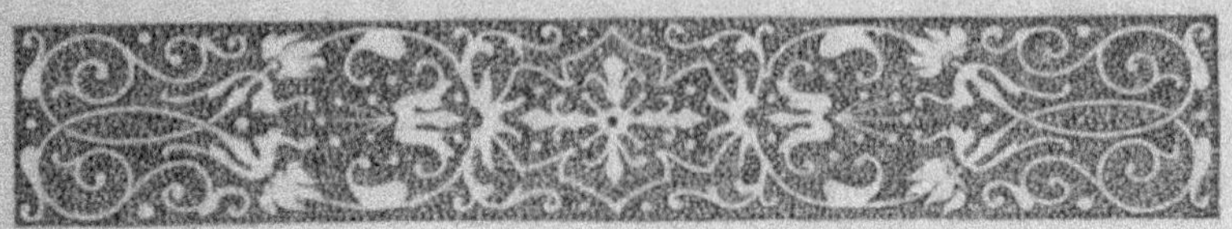

CHAPITRE III

LE RÉGIME DE PYTHAGORE DEVANT L'HISTOIRE

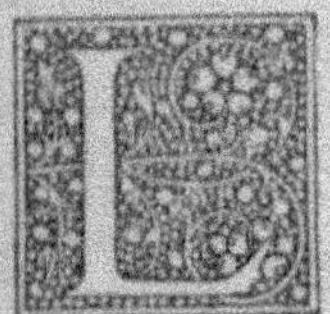A santé produit la véritable vigueur du corps, et la vigueur, jointe à un jugement sain dans l'homme maître de ses passions, produit à son tour la véritable valeur.

ART. Ier. — *Le régime de Pythagore dans l'Antiquité.*

On a anciennement vu des nations belliqueuses ne vivre que d'herbages et de fruits ; et, si la tempérance pythagoricienne était propre à étouffer le germe des vertus dans ceux qui la pratiquent, on n'eût point vu sortir de l'école de ce philosophe une infinité de personnages non moins célèbres par leur valeur que par la force de leur corps. Parmi les grands hommes que les histoires grecques et romaines mettaient au nombre des sectateurs de Pythagore, Epaminondas doit être regardé avec raison comme le modèle de toutes les vertus.

Les Romains étaient tellement persuadés de l'utilité

et de l'excellence de la nourriture végétale, que, sans parler de plusieurs illustres citoyens qui s'y conformèrent volontairement parmi eux, ils l'établirent dans leur gouvernement par des règlements particuliers. Telles furent la loi Licinia et la loi Fannia, qui limitaient la quantité de viandes dont il était permis de se nourrir et laissaient une entière liberté pour tous les aliments qui se recueillent de la terre.

Horace raconte que Scipion, le fils de Paul Emile, et Caius, descendus des grandeurs où leur mérite les avait élevés, goûtaient les délices d'une conversation amicale, en attendant qu'on leur préparât leur repas de légumes.

Horace pratiquait lui-même la tempérance pythagoricienne, apparemment sur l'avis de Musa, qui était son médecin.

Ovide[1] fait l'éloge des fruits et condamne l'usage de se nourrir de la chair des animaux.

Quelques empereurs romains ne dédaignèrent pas d'observer cette sage méthode, se conformant en cela au sentiment des philosophes et des médecins les plus éclairés de leur temps. C'est par l'usage de la laitue qu'Antonius Musa opéra cette célèbre guérison d'Auguste, pour laquelle il fut honoré d'une statue publique à Rome[2]. C'est d'après les conseils de ce sage médecin que ce prince se soumit sans peine au

1. Ovide, *Métamorphoses*, 15.
2. Auguste ne borna point là sa reconnaissance. Il fit à Musa des largesses considérables et lui accorda le privilège de porter un anneau d'or, ce qui était à Rome la plus grande marque de distinction ; tous les médecins de l'empire furent pour toujours exempts de toutes impositions.

régime simple et frugal de Pythagore, régime qui consistait en du pain trempé dans l'eau froide et des grenades [1].

Dioclétien s'estimait plus heureux dans son jardin, où il plantait ses choux, que dans son palais à Rome.

On remarque la même façon de penser dans tous les auteurs latins qui ont eu quelque connaissance de la physique.

Galien et Plutarque sont exprès là-dessus : ce dernier surtout a relevé plus fortement que personne les inconvénients de la nourriture animale [2].

« Tu me demandes, disait Plutarque, pourquoi Pythagore s'abstenait de manger de la chair des bêtes ; mais moi, je te demande au contraire quel courage eut le premier qui approcha de sa bouche une chair meurtrie, etc. »

Art. II. — *Le régime de Pythagore dans les temps modernes.*

Sans recourir à des temps si reculés, n'a-t-on pas vu des personnes et même des peuples recommandables par l'esprit, la force et la valeur, ne vivre que d'herbages et de fruits ?

Les Japonais, cette nation qui ne craint ni le danger ni la mort, ne mangent d'aucune sorte de viandes.

Garcilaso [3] raconte que les aborigènes du Chili et du Pérou étaient des mangeurs de plantes, et que ces

1. Suétone, chap. 76 et 77.
2. Plutarque, *Préceptes de santé* et *Discours sur l'usage de la viande.*
3. Garcilaso, *Histoire des Incas.*

deux peuples furent les seuls que les Espagnols ne purent assujettir. On ne peut le soupçonner de partialité quand il décrit ces peuples, qui ne vivaient que de fruits, de pain et de légumes, comme des hommes d'une grande beauté et d'un caractère bon, doux et aimable. Il ajoute que les femmes gardaient la fraîcheur de la jeunesse jusqu'au delà de leur soixante-deuxième année, et qu'elles devenaient encore mères à cet âge.

Il y a encore dans quelques montagnes de l'Europe des peuples dont la nourriture consiste en des herbages et du lait.

Les Écossais, qui dans ces derniers siècles se nourrissaient de bouillie d'avoine, et les Suisses, qui vivaient de lait et de fromage, se sont distingués, dans toutes les armées ou ils servaient, comme les plus forts et les mieux rompus aux fatigues.

Bossuet était partisan de la vie pythagoricienne ; c'est lui qui a dit [1] :

«... Maintenant, pour nous nourrir, il faut répandre du sang, malgré l'horreur qu'il nous cause naturellement, et tous les raffinements dont nous nous servons pour couvrir nos tables suffisent à peine à nous déguiser les cadavres qu'il nous faut manger pour nous assouvir.

« Mais ce n'est là que la moindre partie de nos malheurs. La vie, déjà raccourcie, s'abrège encore par les violences qui s'introduisent dans le genre humain. L'homme, qu'on voyait dans les premiers

---

1. Bossuet, *Discours sur l'histoire universelle.*

temps épargner la vie des bêtes, s'est accoutumé à n'épargner plus la vie de ses semblables... Le sang humain abruti ne pouvait plus s'élever aux choses intellectuelles. »

Qu'on relise dans Fénelon la description enchantée qu'il a donnée des anciens peuples de la Bétique.

« On ne vit en ce pays que de fruits ou de lait, et rarement de viande, dit Fénelon... Ils craignent le vin comme le corrupteur des hommes, etc. [1]. »

Au XVIIe siècle, l'enthousiaste Allemand Hoyer, mort en 1656, ne mangeait que du poisson mort naturellement.

A la fin du XVIIIe siècle quelques individus adoptèrent le genre d'alimentation prôné par Pythagore.

Nous citerons entre autres Ritson, écrivain anglais, qui ne se nourrissait que de légumes et publia un livre sur ce sujet [2].

Wakefield, auteur anglais mort en 1801, s'abstenait de vin ainsi que des aliments tirés du règne animal.

De même, le négrophile et philanthrope Ant. Benezet, mort en 1784.

Nous avons encore l'autorité de J.-J. Rousseau ; c'est le philosophe genevois qui a écrit [3] :

« Une des preuves que le goût de la viande n'est pas naturel à l'homme est l'indifférence que les enfants ont pour ce mets-là, et la préférence qu'ils donnent

1. Fénelon, *Télém.*, liv. VIII.
2. Ritson, *Essai sur l'abstinence des aliments tirés du régime animal comme devoir moral de l'homme.*
3. Rousseau, *Émile.*

tous à des nourritures végétales, telles que le laitage, la pâtisserie, les fruits, etc. »

« Nous vivrions aussi sains que les vaches de nos pâturages, disait le docteur Lamb, si nous voulions nous nourrir comme elles. »

Bernardin de Saint-Pierre a usé rigoureusement du régime des herbes pendant dix années de sa vie, et c'était précisément l'époque où il composait *Paul et Virginie*.

Montyon a dû une longue vie à ce régime; il a vécu quatre-vingt-sept ans [1].

Benjamin Franklin, qui a également vécu en végétarien pendant quelques années, a approché de ce terme.

J.-A. Gleizès [2] a traité la question d'un point de vue élevé.

« Je me propose de démontrer, dit-il :

« 1° Que l'homme n'est point animal de proie; qu'il est, au contraire, par sa nature, la plus douce de toutes les créatures, ainsi que devait l'être la dernière et la plus noble expression d'un Dieu grand, bon et juste;

« 2° Que le meurtre des animaux est la principale source de ses erreurs et de ses crimes, comme l'usage de se nourrir de leur chair est la cause prochaine de

---

1. Montyon, et non Monthion ni Monthyon comme on l'a écrit quelquefois (Antoine-Jean-Baptiste Auget, baron de), né le 23 déc. 1733, mort à Paris, le 29 déc. 1820.

2. Gleizès, *Thalysie ou Système physique et intellectuel de la nature* (avec cette épigraphe : Intrandum est in rerum naturam et penitus quid ea postules pervidendum Cicero). Paris, 1821, in-8°.

sa laideur, de ses maladies et de la courte durée de son existence ;

« 3° Que cet état d'égarement est dans une opposition directe avec sa destinée ultérieure qu'il empêche : je veux parler de son immortalité dans le sens communément attaché à ce mot, autrement dit la vie hors de la terre, tandis que la privation de cet acte, ou, pour parler au positif, le régime des herbes, développe en lui la beauté, l'intelligence, la vertu et le fruit immortel qui en est le dernier résultat. »

Lamartine, élevé par sa mère dans les principes du végétarisme, fait l'éloge de ce régime [1] et appelle un égarement, l'habitude de tuer les animaux pour en manger la chair.

Michelet [2] a écrit les paroles suivantes toutes en faveur du végétarisme surtout dans son application à l'éducation des enfants :

« Une révolution s'est faite ; nous avons quitté le sobre régime français, adopté de plus en plus la cuisine lourde et sanglante de nos voisins, appropriée à leur climat (?) bien plus qu'au nôtre. Le pis, c'est que nous infligeons ce régime à nos enfants. Spectacle étrange de voir une mère donner à sa fille, qu'hier encore elle allaitait, cette grossière alimentation de viandes sanglantes, et les dangereux excitants, le vin, l'exaltation même, le café ! Elle s'étonne de la voir violente, fantasque, passionnée. C'est elle qu'elle en doit accuser.

« Ce qu'elle ne voit pas encore, et ce qui est bien

---

1. Lamartine, *Confidences*, livre IV, chapitre viii.
2. Michelet, *La femme*.

autrement grave, c'est que chez cette race française, si précoce, l'éveil des sens est provoqué directement par ce régime.

« Loin de fortifier, il agite, il affaiblit et énerve [1].

« Pour la femme et pour l'enfant, c'est une grâce, une grâce d'amour, d'être surtout frugivore, d'éviter la fétidité des viandes et de vivre plutôt des aliments innocents qui ne coûtent la mort à personne, des suaves nourritures qui flattent l'odorat autant que le goût [2].

« J'entends que la petite fille ait une nourriture d'enfant ; qu'elle continue le régime lacté, doux, calme et peu excitant ; que si elle mange à votre table, elle soit habituée à ne point toucher à vos aliments, qui sont des poisons pour elle [3]. »

Un médecin qui fait autorité dans toutes les questions d'hygiène publique et privée, Fonssagrives, de Montpellier, dit à propos du régime pythagoricien [4] :

« Certainement, une alimentation normale repose sur le principe de la combinaison des végétaux et des viandes ; l'organisation de notre système dentaire et notre appétence instinctive montrent que nous sommes destinés à ce régime complexe (nous ne partageons nullement ces vues de notre honorable confrère ; cependant nous avons cru devoir les reproduire ici) ; mais les viandes seraient inhabiles à suffire longtemps, tandis qu'un régime végétal composé de

1. Michelet, p. 53.
2. Michelet, p. 54.
3. Michelet, p. 52.
4. Fonssagrives, *Dict. de la santé*, p. 641.

pain, de fruits bien choisis, de légumes farineux et herbacés, peut être indéfiniment continué sans inconvénient. Nos paysans de la Corrèze et de la Bretagne ne sont-ils pas des pythagoriciens, non pas de conviction, mais de nécessité, et se portent-ils moins bien que leurs compatriotes citadins, qui se gorgent de viande à côté d'eux? D'ailleurs la science a prouvé que les aliments de deux séries sont de la même nature chimique et ne se distinguent que par les seules proportions de leurs éléments constitutifs. J'ai étudié les effets de ce régime pythagoricien sur les Trappistes, et je leur ai trouvé une santé satisfaisante et une longévité peu commune. »

Le P. Debreyne, médecin de la Grande-Trappe, dit que le régime de la Trappe, que l'on croit généralement propre à abréger la durée de la vie humaine et à détruire les santés les plus robustes, est, au contraire, un vrai moyen de santé et de longévité. Il affirme que, pendant une période de vingt-sept ans, il n'a pas rencontré chez ces religieux un seul cas d'apoplexie, d'anévrisme au cœur, d'hydropisie, de goutte, de gravelle, de cancer. Le choléra n'a jamais envahi aucune maison de l'ordre, tandis qu'il faisait de grands ravages dans les environs.

Mais ce n'est pas assez des efforts individuels : l'esprit d'association, qui est si puissant dans nos sociétés modernes, s'est encore appliqué à la propagande des idées pythagoriciennes.

En Amérique et en Angleterre, il existe des sectes de légumistes, composées de ceux qui ont renoncé à l'usage de la viande pour se nourrir uniquement de végétaux.

En Allemagne et en Suisse, cette doctrine a aussi conquis des adeptes, qui s'appellent *végétariens*, parce qu'ils n'admettent que les végétaux dans leur alimentation; ils professent à 2,500 ans de distance la doctrine de la cuisine pythagoricienne.

Les végétariens de ces deux pays, imitant l'exemple de ceux de l'Angleterre et de l'Amérique, se sont constitués en une société qui a pour but de ramener les hommes à un mode d'existence conforme à la nature, et qui tient son assemblée annuelle dans différentes villes, à tour de rôle. Pour devenir membre de la société végétarienne, on promet de s'abstenir de viandes, de boissons spiritueuses et de narcotiques.

Le premier congrès des végétariens allemands s'est réuni en 1869 à Werdhausen.

En juin 1870, les végétariens des deux sexes ont tenu à Berlin une séance générale, qui a été suivie d'un banquet.

On a d'abord procédé à la révision des statuts. Sur la proposition de M. May, député municipal de Berlin, les végétariens ont décidé que, pour entrer dans la société, il fallait être âgé de quatorze ans révolus (une dame plus fervente voulait abaisser beaucoup cette limite d'âge) et avoir suivi déjà, depuis six mois au moins, les préceptes du végétarianisme.

Midi sonnait; les végétariens, interrompant leurs délibérations, se sont mis à table avec leurs invités; cent cinquante personnes ont pris part à ce repas, dont le menu était rigoureusement végétarien; toute chair en était bannie. L'eau pure brillait dans les carafes. C'est avec de l'eau de groseille que les verres étaient remplis pour porter les toasts d'usage.

Une surprise au dessert eut le plus vif succès : de belles volailles dorées apparurent tout à coup sur la table !... Cris d'indignation , puis applaudissement général !... Le maître-queux végétarien avait spirituellement façonné des brioches en forme de poulardes.

On trouve en Allemagne des restaurants où l'on ne sert qu'une nourriture végétale. Les populations rurales, surtout celles du haut pays, ont renoncé à l'usage de la viande, ou du moins ne s'en nourrissent qu'à de certains jours de l'année, et rien dans leur constitution physique ne dénote que ce régime leur fasse du mal.

Ces légumistes ne sont pas seulement anti-carnivores; ils s'abstiennent de toutes les boissons spiritueuses et alcooliques, excitantes pour le système nerveux, telles que eau-de-vie, vin, bière, café, thé, etc.

Ils renoncent aussi au tabac, qui, dans leur idée, donne soif et, par suite, fait boire démesurément.

Sans doute la viande, les spiritueux, le café, les épices, le tabac, etc., sont devenus une habitude vitale pour la plus grande partie du genre humain. Les hommes, les uns par fausse honte, les autres par un penchant passé à l'état de seconde nature, sont très peu disposés à se passer de toutes ces jouissances : leur palais est trop émoussé pour trouver du plaisir à la dégustation unique des fruits ; cependant, il ne faut pas renoncer à l'espérance de voir les parents ne plus imposer à leurs enfants une nourriture animale répugnante à leur jeune âge, ne demandant que du pain et des fruits.

En revanche, l'air pur est l'élément de prédilection des végétariens et ils veillent soigneusement à ce que leurs habitations et surtout les chambres ou ils couchent en soient imprégnées et baignées.

Les ablutions quotidiennes à l'eau froide pour adoucir le corps et tonifier l'action de la peau sont également en usage chez eux : ils font beaucoup de mouvements en plein air.

Assurément, le légumisme ne détruira pas tous les maux répandus sur cette terre; avant comme après, la mort fera sa funèbre besogne; mais il y aura au moins cet avantage : c'est que l'homme satisfera à meilleur marché son besoin naturel de nourriture.

CHAPITRE IV

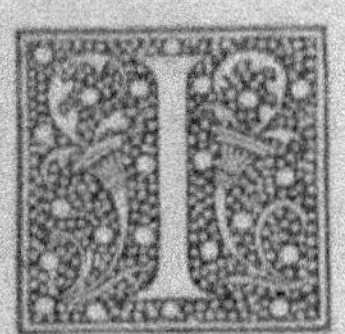L n'y a aucun lieu de douter, par tout ce que nous avons dit jusqu'ici, que les aliments végétaux ne soient le seul genre de nourriture qui convienne à la santé. Cependant telle est l'indifférence de la plupart des hommes pour les choses mêmes qui intéressent le plus leur propre conservation ; tel est l'ascendant que les sens conservent sur la raison, qu'on ne craint point de se livrer avec excès à l'usage du vin, de la viande et des plus pernicieux aliments.

Cet abus m'a toujours paru d'une conséquence si dangereuse pour la société, il a fait de si grands progrès, que j'ai cru devoir le combattre par toutes les raisons que m'ont suggérées les faibles lumières que j'ai acquises par l'expérience, par l'étude de la nature et par la fréquentation des grands hommes. Et, comme le fruit de mon zèle a mérité le suffrage de quelques médecins éclairés, je me suis déterminé à faire part de mes réflexions au public et à exposer les motifs qui me portent à croire que le régime de Pythagore est bon et sain par lui-même, et entièrement conforme aux règles les plus exactes de la médecine.

Je dis plus : il est propre à satisfaire notre goût d'une manière délicate, agréable et même recherchée, si, par un choix autant curieux qu'utile, on veut donner ses soins à la culture des meilleurs aliments frais végétaux, à laquelle la fertilité et la disposition naturelle de nos campagnes semblent nous inviter.

J'ai eu également en vue de prouver que Pythagore, auteur du régime frais végétal, fut grand physicien, grand médecin, et qu'il réunit toutes les qualités d'un homme poli et d'un philosophe aimable ; que ce n'est point par extravagance, ni par aucun motif de superstition, qu'il proposa son système, puisqu'il ne se faisait point scrupule de le varier, selon les occasions, par le mélange de quelques aliments animaux, mais uniquement dans la vue de rendre les hommes heureux, en leur prescrivant les moyens d'acquérir la santé, de la conserver, et de régler leurs mœurs par le secours de la tempérance.

Mon but enfin a été de démontrer que ce régime, considéré comme faisant partie de la médecine, est très propre à prévenir, à guérir ou du moins à adoucir certaines infirmités, souvent très fâcheuses et très rebelles, ainsi qu'on peut en juger par l'expérience qui en a été faite de nos jours, depuis qu'il a été remis en usage.

II

DE LA SOBRIÉTÉ

CONSEILS POUR VIVRE LONGTEMPS

PAR

Louis CORNARO

TRADUIT DE L'ITALIEN SUR LA DERNIÈRE ÉDITION

PAR

CH. MEAUX SAINT-MARC

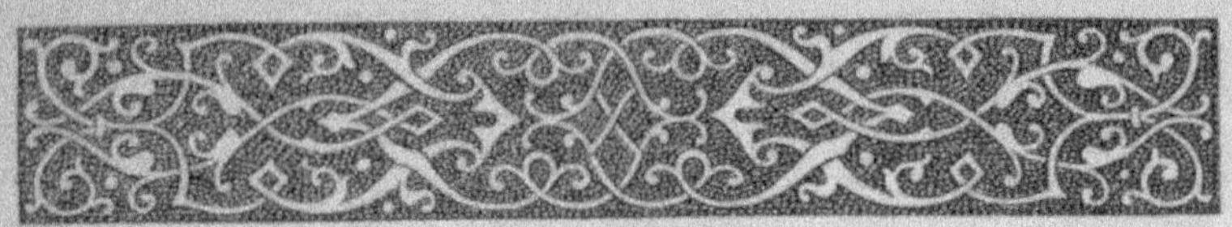

NOTICE SUR CORNARO

*OICI un ouvrage qui n'a pas besoin d'apologie. Son succès date de loin. Il compte aujourd'hui plus de trois siècles. D'où vient la vogue merveilleuse qui a porté dans tous les pays de l'Europe ce petit livre et l'a fait traduire en latin, en français, en anglais et en allemand? Faut-il l'attribuer à l'inquiète curiosité humaine, toujours avide d'étendre les bornes d'une vie trop restreinte à son gré? Le titre, il est vrai, est fait pour attirer l'attention; mais, si l'œuvre était sans mérite, depuis longtemps le nom de Cornaro serait oublié. Sa théorie n'affecte pas les formes scientifiques et n'a pas la prétention de remplacer les doctes traités d'hygiène. C'est avant tout une œuvre de bonne foi et d'expérience, l'expérience d'un vieillard de quatre-vingts ans.*

N'est-il pas touchant de voir cet homme vénérable, dans un âge où l'on ne songe ordinairement qu'à goûter en paix les années de répit accordées par la Providence, prendre courageusement la plume afin de

laisser au monde qu'il va bientôt quitter un utile exemple de tempérance et de vertu. Ce modèle de sobriété qu'il trace pour l'avantage de ses lecteurs, c'est d'après lui-même qu'il le dessine, et la vérité originale du tableau a fait, on peut le croire, en grande partie, la fortune du livre. C'est le résumé d'une longue pratique et des admirables effets de la sobriété pour ramener à la vie un malade désespéré, pour affermir solidement la santé d'un être frêle, chétif et l'aider à traverser les pénibles épreuves de la vieillesse. Ce malade désespéré, sauvé et transformé par la tempérance, c'est Cornaro lui-même.

Il était né à Venise, en 1466, d'une famille noble qui prétendait descendre de l'antique race latine des Cornélius. Elle eut, quoi qu'il en soit, la gloire de donner quatre doges à la République et une reine, la célèbre Catarina Cornaro, à l'île de Chypre, éphémère conquête de Venise.

Doué d'heureux instincts, mais d'une constitution très faible, Cornaro mena la vie dissipée de la jeunesse vénitienne. Les plaisirs faciles et les excès de tout genre achevèrent de ruiner sa débile santé. Vers l'âge de trente-cinq ans, il fut saisi de douleurs violentes d'estomac et de côté, d'accès de goutte et d'une fièvre continue qui présageaient une fin prochaine. Les médecins, après mille tentatives infructueuses, lui annoncèrent que, s'il ne changeait pas de régime, sa mort était certaine. Il n'hésita pas un instant. L'idée de mourir, nous dit-il, lui était singulièrement désagréable. Il rompit aussitôt avec toutes ses vicieuses habitudes, et imagina ce régime mémorable, dont il

ne se départit pas tout le reste de sa vie et qu'il res-
treignit même avec les progrès de l'âge. Une seule
fois il contrevint aux prescriptions rigoureuses qu'il
s'était imposées, nous dirons en quelle circonstance
et le résultat presque fatal que faillit amener cette
infraction.

Il commence par se guérir de toutes ses infirmités.
Un an à peine lui suffit.

Deux points appellent surtout son attention : la
quantité et la qualité des aliments solides ou liquides
qu'il doit se permettre. Il se rend compte soigneusement des mets et des vins que son estomac digère, et,
après une longue suite d'épreuves, il s'arrête à un
régime qui paraît d'une sobriété excessive à nos appétits plus tolérants. Il borne sa nourriture de chaque
jour à 12 onces d'aliments, pain, potage, œufs, viande
ou poisson, et à 14 onces de vin.

On a accusé ce régime d'être minutieux et outré.
L'accusation serait fondée peut-être, si Cornaro avait
voulu l'imposer à tout le monde. Loin de là. S'il vante
ce régime, c'est qu'il en a ressenti l'efficacité pour
lui-même. Mais il exhorte chacun à l'adapter à son
propre tempérament. Conformez-vous, dit-il, aux deux
règles relatives à la quantité et à la qualité des aliments, et restez plutôt sur votre appétit, tout est bien.

Ce n'est pas que sa prudence dédaigne les autres
préceptes de l'hygiène. Il conseille d'éviter le froid,
la chaleur, la fatigue, l'excès dans les plaisirs, le
mauvais air, le vent, le soleil, les émotions trop vives;
mais, dit-il, en citant Galien, ces émotions sont peu
préjudiciables.

Il connaît les avantages d'une habitation aérée, heureusement distribuée, et, pour donner sur ce point l'exemple (accessible à peu de gens, il est vrai), il se bâtit à lui-même des maisons de ville et de campagne délicieuses, il aime à nous l'apprendre. S'il fuit toutes les passions violentes; si l'ennui des procès, si la perte d'une partie de sa fortune n'ébranlent guère sa philosophie, il recherche les affections douces, les entretiens agréables. La société des lettrés, des savants, des artistes surtout lui plaît singulièrement. Avide d'étendre ses connaissances, il voyage chaque année pour son instruction et son plaisir. Il visite avec intérêt les musées, les divers travaux d'art, architecture ou statuaire, anciens ou modernes. Architecte lui-même, il avait dessiné le plan des maisons qu'il habitait, assez habilement disposées, dit-il, pour éviter le froid de l'hiver et la chaleur de l'été.

Tous les détails, la plupart charmants, qu'il nous donne sur ses occupations, complètent l'idée un peu étroite qu'on se fait généralement de son régime et lui enlèvent cette monotonie sèche et cette rigueur fastidieuse d'observation auxquelles on le suppose astreint. La minutie en est entièrement absente, sinon peut-être à l'heure des repas.

Ce régime, exactement pratiqué, avait fait de lui non pas un homme robuste, mais un homme bien portant. Car, depuis l'âge de trente-cinq ans environ jusqu'à soixante-dix ans, sa santé fut parfaite et il n'éprouva dans ce long intervalle que de légères indispositions qui ne duraient pas, dit-il, plus d'un jour ou deux. Il fit à cette époque une chute grave. Sa voiture versa; il reçut des blessures nombreuses au corps et à la tête, et fut ramené chez lui avec une jambe et un bras démis. Les médecins lui conseillaient saignée et purgation, et, voyant qu'il refusait, ne lui donnaient pas trois jours à vivre. Leur prédiction fut trompée. Convaincu que son régime fermait la porte à tous maux, il se contenta de faire frotter avec certaines huiles les plaies dont il était couvert, et il guérit si bien qu'il vécut encore près de trente ans.

Sa santé pendant tout le reste de sa vie n'eut plus qu'un assaut à subir et dont il triompha encore, grâce à la force acquise de son tempérament. Il avait soixante-dix-huit ans quand les instances de ses amis et de ses proches le décidèrent, bien malgré lui, à ajouter quelque peu au régime insuffisant, prétendait-on, à le maintenir en santé. Il accrut de deux onces la quantité de ses aliments et de deux onces le poids de sa boisson. Cette augmentation insignifiante lui causa une vive douleur de côté qui dura vingt-deux jours et qui fut suivie d'une fièvre continue de trente-cinq jours avec privation de sommeil. Si nous entrons dans ces détails, c'est pour montrer le côté exagéré d'un régime dont Cornaro avait fini par devenir l'esclave. C'est à peu près le seul reproche qu'on puisse lui faire. Un régime peut être sévère, mais il doit pourtant se prêter aux diverses modifications accidentelles que le cours de la vie amène forcément. Le danger peut venir justement de cette stricte observation, qui, ne se permettant jamais un jour de relâche, se trouve désarmée dans les cas d'infraction involontaire.

Une fois remis de cette longue secousse, Cornaro

continua le cours paisible de sa carrière exceptionnelle et qui pour lui n'était que le terme ordinaire assigné par la nature à l'homme. On sait qu'un savant physiologiste de nos jours, et qui a parlé en d'heureux termes de Cornaro, recule bien plus encore, après Buffon, la limite de notre vie, et que désormais il ne tient guère qu'à nous de la prolonger jusqu'à près d'un siècle et demi. La longévité humaine est donc loin d'avoir dit encore son dernier mot. Cornaro n'atteignit pas cette limite extrême. Sa vie douce et réglée s'éteignit lentement à quatre-vingt-dix-neuf ans. Il conserva jusqu'à la dernière heure la vivacité de son esprit et l'enjouement de son caractère.

A l'âge de quatre-vingt-onze ans, dit-il, dans une lettre pleine de sens adressée au patriarche d'Aquilée, j'écris huit heures par jour sur l'architecture ou l'agriculture, et le reste du temps je l'emploie à me promener ou à chanter.

Ailleurs il nous apprend qu'à l'âge de quatre-vingt-trois ans il avait composé une comédie pleine d'une honnête gaieté. A ce propos, il rappelle Sophocle donnant une tragédie à l'âge de soixante-treize ans, et, avec une vanité bien pardonnable, se faisant un mérite de son âge plus avancé, prend le pas sur l'illustre tragique grec.

Le reste de son existence tranquille s'écoula au sein de son aimable famille. Devenu célèbre par ses écrits sur la sobriété qui lui avaient fait de nombreux amis, accablé de témoignages d'estime, de lettres de remerciement de tous ceux qui avaient profité de ses conseils, il vivait, nous dit-il, honoré comme un dieu.

Onze petits-enfants, avec lesquels il aimait à chanter et à plaisanter, égayaient sa maison.

La sérénité de son esprit (heureux caractère) devenait de plus en plus inaltérable. Il se faisait une loi de ne se fâcher de rien, et jouissait sans crainte et sans remords de ses derniers jours, satisfait d'être encore utile à ses semblables en propageant jusqu'à la fin ses écrits et ses exhortations salutaires.

Quelle est donc, après tout, la valeur de ses écrits sur la sobriété? Notre siècle, à bon escient, positif et pratique, juge volontiers, sur le degré d'utilité, une œuvre réputée scientifique. Cornaro n'a aucune prétention semblable. On l'a vu, d'après l'analyse rapide que nous avons donnée de son régime, ce régime est tout personnel et ne s'impose à personne. C'est, pour ainsi dire, une biographie de sa santé, avec conseil aux gens de l'imiter dans leur intérêt bien entendu. Beaucoup de médecins, de philosophes, de poètes, avant lui, ont fait l'éloge de la sobriété; mais, comme il s'en vante lui-même, aucun ne l'a fait à l'âge de quatre-vingt-quinze ans. Sans doute un régime qui rend un mourant à la santé, qui fait vivre ce mourant jusqu'à cent ans sans infirmité, a un mérite incontestable. Le principe de la sobriété, si éloquemment défendu par l'exemple de Cornaro, s'accommode d'ailleurs parfaitement à l'expérience intime de chaque individu et peut se modifier à l'infini. Lui-même, nous en avons fait la remarque, n'est pas exclusif, comme on le croit trop aisément. On n'a pas de meilleur médecin que soi-même, dit-il, en répétant le mot d'un trop fameux empereur romain. A des raisonnements très sensés il mêle des idées de son temps puisées dans les écrits des anciens et qui n'ont plus cours. Avec les astrologues du moyen âge, il attribue aux conjonctions des astres une grande influence sur la naissance et la constitution de l'enfant. La vie résulte, à ses yeux, de l'harmonie des quatre éléments qui composent notre corps. On trouve encore chez lui la vieille théorie des tempéraments, froid, chaud, tempéré, diversement modifiés par les aliments de nature correspondante; celle de la dissolution du corps par défaut de l'humide radical. La science fait aisément justice de ces idées préconçues, mais ne saurait refuser son approbation au principe même qui est la base de son livre.

Il faut d'ailleurs, pour le goûter avec fruit, le lire avec cette sorte de bonhomie aimable et naïve qui caractérise notre auteur. Son originalité propre réside dans cette candeur même qu'auraient tort de rebuter notre goût dédaigneux et notre esprit impatient de toute lenteur.

On peut sourire, je le sais, des apostrophes passionnées qu'il prodigue à cette divine sobriété, éternel sujet de sa reconnaissance et de son inspiration; mais qu'on songe qu'il a composé ses divers écrits sur la sobriété entre quatre-vingt-trois et quatre-vingt-quinze ans, et l'on ne s'étonnera pas des taches qui peuvent déparer une œuvre éminemment bienfaisante.

Si nous passons maintenant de l'écrivain à l'homme lui-même, nous avons en face de nous un des plus aimables caractères qui se puissent imaginer. D'un esprit violent et emporté, il avait cherché à se corriger en même temps qu'il inaugurait son nouveau régime. Il devint aussi doux et bienveillant qu'il était brusque et désagréable. Son humeur affable et ses instincts littéraires lui créèrent partout d'honorables amitiés.

Sa grande fortune lui permettait de se livrer à ses goûts pour les lettres et surtout pour les arts qu'il protégeait en amateur éclairé. Cette fortune, compromise un moment, il sut, nous dit-il, la regagner par le desséchement et la mise en culture de vastes terrains jusque-là inondés et stériles. Mais si l'agriculture l'aidait à recouvrer une belle fortune, s'il conserva toujours le goût des jardins qu'il dessinait lui-même, l'architecture le passionnait davantage. Ami de l'éminent peintre, architecte et sculpteur véronais, Falconetto, il l'accompagnait dans ses voyages artistiques. En 1524, il éleva à Padoue, son séjour favori, un palais superbe dont la Loggia est encore admirée des étrangers. Falconetto lui en avait donné le plan et bientôt ne cessa pas de l'habiter. Il y mourut dans les bras de Cornaro; et tel fut le désespoir de ce dernier qu'il prépara pour les restes de son ami un tombeau où il voulut lui-même être enseveli.

Nous ne citerons pas, la liste en serait trop longue, tous les personnages célèbres de son temps avec lesquels il se lia et entretint une active correspondance. Nommons seulement l'illustre Pierre Bembo, historien et poëte, avant de devenir cardinal; le littérateur Sperone Speroni, dont la Canace passa pendant un certain temps pour le chef-d'œuvre du théâtre italien; et enfin Ruzzante, un de ses amis les plus chers, auquel il fit partager la tombe où reposait déjà Falconetto.

Lui-même, quelques années plus tard, alla rejoindre ces deux morts qu'il avait tant aimés.

Quelques instants avant de mourir (c'est un témoin oculaire, Graziani, qui nous raconte ce fait), il écrivit encore de sa main au cardinal Commendone une lettre de conseil et de consolation. Selon Graziani il expira doucement le 26 avril 1565, entre les bras de sa femme, qui, presque aussi âgée que lui, le suivit bientôt dans la tombe.

Il laissait pour perpétuer son nom un ouvrage dont le succès passé doit garantir, on peut l'espérer, le succès futur.

1er mai 1866.

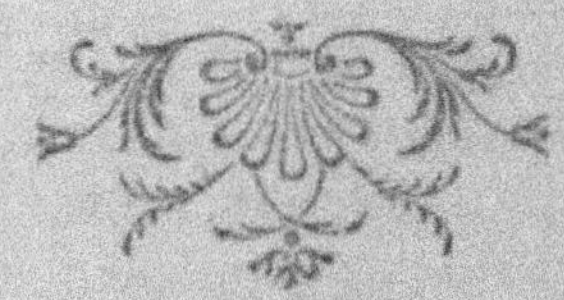

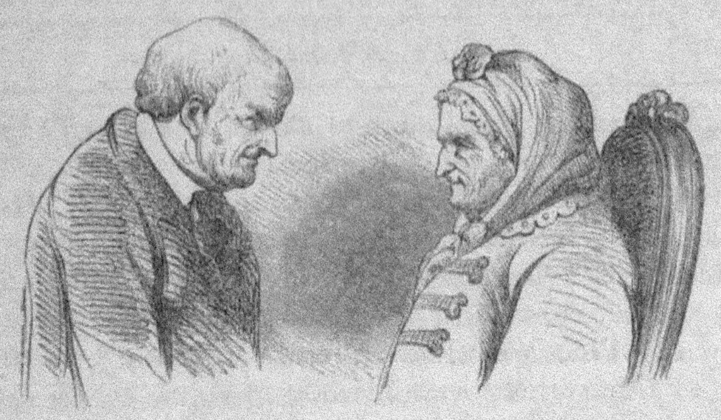

DE LA SOBRIÉTÉ

CHAPITRE PREMIER

TRAITÉ DE LA VIE SOBRE

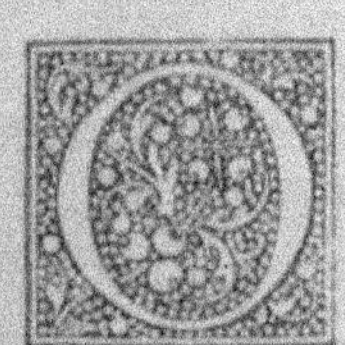

N sait que l'habitude devient avec le temps une seconde nature pour les hommes, et qu'elle les amène à user bien ou mal de la vie. Elle est si puissante qu'elle triomphe même de la raison, et la société d'un débauché suffit parfois à nous donner ses goûts. Il est vrai qu'on peut aussi se corriger de mauvaises habitudes. Je réfléchissais dernièrement à cette influence fatale de l'habitude et aux trois pratiques détestables qu'elle a introduites, depuis peu, dans notre chère Italie : d'abord l'esprit d'adulation et d'obséquiosité, puis les fâcheux progrès de la doctrine luthérienne, enfin l'amour exagéré de la bonne chère. J'en vins à considérer que ces odieux fléaux de la vie humaine abaissent la sincérité des rapports entre les citoyens, dénaturent la religion et détruisent la santé. Je résolus en conséquence de démontrer tous les maux qu'entraine ce dernier vice, afin de l'extirper, s'il est possible. Quant à l'hérésie luthérienne et à l'esprit d'adulation, je suis convaincu que bientôt quelque esprit élevé prendra à tâche de les attaquer et de les exterminer du monde. Aussi, avant de mourir, j'espère voir ces fléaux de l'Italie terrassés, vaincus, et ma patrie revenue à ses belles et saintes mœurs d'autrefois.

Venant donc au sujet de mon discours, l'intempérance, je trouve déplorable qu'elle ait étouffé et anéanti l'habitude de la vie sobre. Ce vice naît, chacun le sait, de la gourmandise, comme la sobriété naît de la tempérance. Qui croirait alors que l'intempérance est honorée dans le monde, tandis que la sobriété est flétrie et entachée de lésinerie? Les plaisirs sensuels ont tellement séduit et enivré les hommes que, délaissant la voie de l'honneur, ils s'engagent dans une route fatale et tombent, devenus vieux, en d'étranges et mortelles infirmités. Ils n'ont pas atteint quarante ans qu'ils sont déjà décrépits, tandis que naguère la sobriété les maintenait bien portants jusque dans l'âge de quatre-vingts ans.

O malheureuse Italie! tu ne t'aperçois pas que l'intempérance tue chaque année plus de tes enfants qu'il n'en périrait au temps des plus terribles pestes, ni par le feu ou par le fer dans maints combats. Que dis-je? ne sont-ce pas des combats, ces festins de chaque jour, festins si monstrueux que les tables ne se peuvent assez élargir pour recevoir les pyramides de mets entassés ? Et qui pourrait résister à de pareils excès ! Songez-y, je vous en conjure au nom de Dieu, car j'en suis certain, c'est un vice abominable dont la majesté de ce Dieu s'indigne plus que de tout autre. Que l'Italie chasse ce nouveau fléau, comme naguère ce mal qui faisait tant de ravages et qui maintenant est si clément grâce aux précautions qu'on prend contre lui. Eh bien ! contre cette funeste intempérance, il existe aussi un remède, d'un usage très facile, si les hommes se conforment aux lois de la simple nature. C'est elle en effet qui nous enseigne à vivre contents de peu en observant la mesure prescrite par la sainte tempérance et par la divine raison, à ne manger que ce qui est nécessaire pour subsister, puisque le surplus ne profite qu'à la maladie et à la mort, et que si cette superfluité est une jouissance momentanée pour le goût, bientôt elle occasionne au corps de longues souffrances, un dommage irréparable, et finit par le tuer avec l'âme. Combien de mes compagnons n'ai-je pas vus mourir de ce mal dans leur verte jeunesse ! Ils étaient doués de la plus belle intelligence et d'un caractère élevé ; leur vie aurait été l'ornement du monde, la jouissance, le bonheur de mes vieux jours ; la mort les a ravis, et ils n'ont laissé que de profonds regrets !

Je veux que ce fléau épargne l'avenir de notre patrie, je veux que ce petit écrit signale les fatals excès de l'intempérance et la remplace dans le cœur de ses partisans par la sobriété jadis si florissante. Tel est mon projet, et je l'exécute d'autant plus volontiers que je

6.

cède à la prière de nombreux jeunes gens. Ils connaissent tous les dangers de l'intempérance, car ils ont vu leurs pères en mourir jeunes encore, et ils me voient, moi vieillard de quatre-vingt-un ans, bien portant et gaillard. D'ailleurs la nature ne nous défend pas de prolonger notre vie autant que possible, et la vieillesse est certainement l'âge où la sagesse s'exerce avec plus d'avantage et où l'on jouit plus facilement des fruits des autres vertus. Ces jeunes gens donc désireux, eux aussi, de vieillir, me demandèrent de leur enseigner la méthode que j'ai suivie pour parvenir à cet âge avancé. Et moi, les voyant pleins d'un désir si honnête, pour aider à leur conversion et à celle de tous mes lecteurs, je vais indiquer les causes qui m'engagèrent à bannir mes goûts intempérants, à adopter la vie sobre. Je raconterai dans ses détails la méthode qui m'a servi dans cette réforme, et je dirai le bien opéré en moi par cette sage pratique. Je terminerai en signalant les avantages que procure la sobriété.

Mon renoncement à la vie de désordre que je menais vint des infirmités qui n'avaient cessé de m'assiéger et de faire en moi des progrès trop évidents. Les plaisirs de la table, joints à ma faible complexion et à mon estomac froid et humide, m'avaient rendu sujet à différents maux, tels que douleurs d'estomac et de côté, accès de goutte et, pis encore, avec une fièvre presque continue. Je souffrais surtout de l'estomac, et j'étais tourmenté d'une soif inextinguible. Je n'avais donc d'espoir que dans la mort pour m'affranchir de mes tortures corporelles et des ennuis qui dévoraient ma triste vie, d'ailleurs aussi éloignée de son terme natu-

rel qu'elle en était rapprochée par mes déréglements.
C'est vers l'âge de trente-cinq à quarante ans que je
me trouvai réduit à cette extrémité fâcheuse. Les médecins avaient essayé inutilement toute espèce de
remèdes; ils me déclarèrent franchement qu'ils n'en
avaient plus qu'un à me proposer : c'était le changement complet de régime, c'était la sobriété. Elle a
autant d'efficacité pour le bien que la vie de désordre
en a pour le mal, et vous ne connaissez que trop,
dirent-ils, l'influence pernicieuse de l'intempérance;
mais, quoiqu'elle vous ait mis en grave péril, l'action bienfaisante d'une vie régulière peut encore vous
sauver.

L'expérience a prouvé toute sa puissante énergie
même sur des individus de faible complexion et d'un
âge avancé; elle a prouvé aussi que la vie déréglée
attaque la santé des hommes doués d'un tempérament robuste, jeunes et forts, et peut avoir pour eux
les plus tristes conséquences. N'est-il pas naturel en
effet que de différents régimes résultent des effets tout
différents? L'art est là d'ailleurs pour corriger les
vices et les défauts naturels, et l'on voit dans l'agriculture jusqu'où va son heureuse influence. Enfin, dirent-ils en terminant, si vous ne pratiquez pas immédiatement le remède indiqué, dans quelques mois il
sera sans vertu, et la mort ne tardera guère à rompre
le fil d'une vie ruinée. Ces raisonnements, si naturels et si pressants, me convainquirent aussitôt. L'idée
de mourir si jeune me déplaisait singulièrement : d'un
autre côté, je ne pouvais plus supporter l'excès de mes
souffrances. Je saisis donc avidement l'espoir qu'on

m'offrait, et je résolus, pour échapper à la mort et à des maux cuisants, d'adopter une vie régulière.

Je n'avais qu'à suivre la méthode tracée par les médecins, c'est-à-dire ne manger et ne boire que des mets et du vin de malade, et cela en petite quantité. Ce régime du reste n'était pas nouveau pour moi ; naguère on me l'avait prescrit, mais à cette époque je voulais vivre à ma guise et je me laissais entraîner à prendre d'autres aliments que ceux qui m'étaient ordonnés ; de même pour le vin : quoique brûlé par une chaleur d'estomac, je ne laissais pas que de boire copieusement d'autres vins plus agréables à mon palais. Semblable d'ailleurs à la plupart des malades, je cachais aux médecins mes infractions continuelles. Une fois décidé à obéir aux lois de la tempérance et de la raison, je me conformai avec la plus scrupuleuse exactitude à une règle dont l'exécution me paraissait obligatoire pour tous les hommes. Je reconnus avec plaisir qu'elle était d'une observation facile, et je fus récompensé rapidement de ma fidélité. En peu de jours, j'éprouvai un grand soulagement, et, en moins d'un an (chose incroyable), je fus guéri de toute infirmité. Alors, réfléchissant à l'extraordinaire puissance de la sobriété, je me dis que, si elle avait triomphé de tous les maux auxquels je succombais, elle aurait à plus forte raison la vertu de me conserver la santé, de raffermir mon faible tempérament et mon débile estomac. J'étudiai donc d'abord la nature des aliments qui lui convenaient, et j'essayai en premier lieu l'effet de ceux dont le goût m'était agréable. Je voulais vérifier un proverbe que j'avais cru vrai autrefois, qui passe uni-

versellement pour bien fondé, et qui sert de règle aux
gourmands : Ce qu'on trouve bon est nourrissant et
profitable. L'épreuve me démontra la fausseté du proverbe. Ainsi j'aimais par-dessus tout le vin âpre et
très froid, les melons et autres fruits, la salade crue,
les poissons, la chair de porc, les tourtes, les potages
aux légumes, les pâtisseries et autres mets semblables,
et pourtant tous ces aliments m'étaient nuisibles. Fort
de mon expérience, je renonçai à tous les mets, à tous
les vins de cette espèce ; je cessai de boire froid et je
choisis le vin convenable à mon estomac, n'en buvant
d'ailleurs qu'une quantité aisée à digérer. Même règle
pour la qualité et la quantité des mets. En outre
j'avais soin de ne jamais satisfaire mon estomac jusqu'à la satiété, et je sortais de table encore capable de
manger et de boire. En cela, je me conformais au
dicton : Qui ménage son estomac ménage sa santé.
Grâce à ces heureuses combinaisons, je fus en moins
d'un an, je le répète, absolument affranchi de tous les
maux qui m'auraient un jour ou l'autre infailliblement
accablé.

Un autre résultat excellent de mon nouveau régime
doit être mentionné. Naguère, au temps de ma vie
sensuelle, il ne s'écoulait pas une année où je ne fusse
atteint de quelque fièvre pernicieuse dont plus d'une
fois je faillis mourir. Avec mon changement de régime,
cette fièvre disparut pour ne plus revenir, et, depuis
cette époque, j'ai joui d'une santé parfaite. J'attribue
ce résultat favorable aux vertus infinies de mon régime ; et, de fait, ne prenant jamais que des aliments
et du vin conformes à la nature de mon tempéra-

ment, sans dépasser la mesure convenable, ces aliments, après avoir abandonné à mon corps leurs éléments utiles, en sortent sans y laisser le germe d'aucune humeur pernicieuse. Les deux règles si importantes de la quantité et de la qualité des aliments ne sont pas d'ailleurs les seules que j'observe. Je mets encore mes soins à éviter le froid, le chaud, une chaleur excessive, à ne pas retarder l'heure habituelle de mon sommeil, à me garder des plaisirs immodérés, à ne pas séjourner en mauvais air, à ne pas m'exposer au vent ni au soleil. Un peu d'attention suffit pour se soustraire à ces causes diverses d'accidents qui peuvent avoir beaucoup de gravité. Mais sur l'homme raisonnable l'amour de la vie et de la santé a trop d'empire pour qu'il sacrifie ces deux biens à la satisfaction de quelque caprice nuisible. Il est des affections morales, la tristesse, la haine et autres sentiments qui paraissent avoir la plus grande influence sur le corps et dont il est plus difficile de se défendre.

J'ai tâché autant que possible de me garantir de ces émotions pénibles. Si je n'ai pu toujours réussir à triompher de ces troubles de l'âme, l'expérience m'a convaincu que ces perturbations n'ont pas en réalité une grande influence et ne sauraient causer un grave préjudice aux individus qui sont soumis aux deux règles de tempérance que nous signalions tout à l'heure.

Ainsi il est bien entendu que l'obéissance à ces règles essentielles ôte leur gravité aux accidents qui peuvent résulter d'autres infractions. Galien [1], ce mé-

1. *Que les mœurs de l'âme sont la conséquence des tempéra-*

decin illustre, a rendu avant moi le même témoignage.
Il affirme que, sachant se préserver des excès de la
gourmandise, il ne redoutait pas les conséquences d'autres irrégularités, et que, s'il souffrit jamais des suites
de quelque désordre, ce fut un jour ou deux seulement.

Cette observation est parfaitement juste, et j'en puis,
par une longue expérience, attester la vérité. Que de
fois j'ai enduré le froid, la chaleur, et maints autres
inconvénients ! que de pertes ou d'accidents douloureux
m'ont affligé sans parvenir à m'abattre ! J'en prendrai
à témoin mes amis et mes connaissances. Ils diront
que j'ai peu souffert de ces émotions auxquelles n'ont
pas résisté des personnes dont la vie n'était ni sobre
ni réglée. J'en citerai un exemple bien triste pour moi,
celui d'un de mes frères et de plusieurs de mes parents
qui vivaient dans le désordre. Ces infortunés, qui
avaient pour moi une grande tendresse, furent accablés de chagrin en voyant des personnages considérables m'intenter des procès extrêmement graves.

Plein de l'idée que je les perdrais, ils furent envahis
par un flot de bile toujours abondante chez les individus intempérants, et cette humeur s'altéra à tel point
et s'accrut de telle façon qu'elle les emporta prématurément. Pour moi je n'éprouvai aucun mal, il n'y avait
pas chez moi excès de cette humeur, et de plus mon
heureux caractère cherchait à prendre le dessus. Je me
persuadais que c'était pour faire éclater mon énergie
que Dieu avait permis qu'on m'intentât ces procès, et
que j'en sortirais avec honneur et profit. Mon espé-

*ments du corps (Œuvres physiologiques et médicales de Galien,
trad. par Ch. Daremberg, Paris, 1854, t. 1er, p. 47 et suiv.).*

rance courageuse se réalisa, puisqu'enfin je remportai une victoire à la fois glorieuse et fructueuse. Je ressentis de ce triomphe un plaisir infini dont la vivacité pourtant n'eut pas le pouvoir de me nuire. Concluez donc de là que ni tristesse ni autre affection pénible n'incommoderont des individus soumis à une vie régulière et sobre.

Je dirai plus : c'est que les maladies elles-mêmes ont peu de prise sur de tels individus et ne leur causeront que de médiocres souffrances. Cette observation est fondée ; j'en fis l'expérience à l'âge de soixante-dix ans. J'étais dans ma voiture, qui marchait rapidement, quand elle versa tout à coup et fut traînée par les chevaux qu'on ne put arrêter de longtemps. J'éprouvai un choc tel et des secousses si fortes, que j'eus la tête et le corps couverts de meurtrissures, et de plus une jambe et un bras démis.

Ramené chez moi, on envoya chercher les médecins. Eux venus, me voyant si contusionné, en si piteux état et dans un âge si avancé, conclurent que de cet accident je mourrais au bout de trois jours. Ils me conseillèrent pourtant deux remèdes, saignée et purgatif, ce dernier pour prévenir en moi l'altération des humeurs, qui, pensaient-ils, allaient d'un moment à l'autre s'exaspérer et me causer une fièvre violente. Pour moi, convaincu que la vie régulière à laquelle j'étais soumis depuis tant d'années avait si bien lié, équilibré et distribué mes humeurs que ma chute ne pouvait les exciter, comme on le craignait, je ne voulus ni saignée ni médecine ; seulement je me fis remettre la jambe et le bras, et frotter de certaines huiles bonnes pour mes contusions, selon les médecins. Ainsi donc, dédaignant tout autre remède, je guéris, comme je l'avais supposé, sans avoir éprouvé aucun mal ni aucune altération d'humeur, ce qui parut merveilleux aux médecins. Il faut conclure de là que mener une vie régulière et se préserver des excès de table est le meilleur moyen pour ne pas souffrir des autres excès et accidents fortuits. Mais j'affirme avec autorité, surtout après l'expérience que j'ai faite récemment, que les excès de table sont mortels.

Voilà déjà quatre ans que j'en eus la preuve indubitable. A cette époque, cédant aux conseils des médecins, aux exhortations de mes amis et de mes parents, je commis en ce genre un excès dont les suites furent désastreuses pour moi, comme on le vit plus tard. Il consistait à accroître la quantité de nourriture que je prenais journellement. Cet accroissement, d'ailleurs bien modique, me réduisit à un état de maladie très grave. Mais, comme le récit de cet accident a son utilité, je le donne ici volontiers dans l'intérêt du lecteur.

Pleins de tendressse pour moi, mes plus chers parents et amis, voyant que je mangeais très peu, s'unirent aux médecins pour me représenter vivement que ma nourriture habituelle ne suffisait pas à me sustenter dans un âge aussi avancé, où j'avais besoin désormais non seulement de conserver, mais encore d'accroître ma vigueur. Or cette vigueur ne pouvant venir que de la nourriture, je devais de toute nécessité manger un peu plus copieusement. J'objectais à ces raisons que la nature se contente de peu, que ce peu m'avait suffi de longues années à me soutenir, que cette habitude s'était invétérée chez moi, et que, loin d'accroître la quantité de mes aliments, je devais bien plutôt la diminuer, puisque, avec le déclin de mes forces, s'affaiblissait chaque jour la puissance de mon estomac. A l'appui de ma réplique, je citais ces deux proverbes si vrais, l'un : « Qui veut manger beaucoup doit manger peu, » ce qui signifie que manger peu permet de manger longtemps, et qu'en mangeant longtemps on arrive à manger beaucoup; et le second : « La nourriture qu'on s'abstient de prendre quand on a bien mangé profite plus que celle qu'on a déjà prise. » Mais toutes mes raisons échouaient contre leur insistance, et leurs remontrances même n'en devenaient que plus vives. Enfin, pour ne pas me donner des airs d'obstination déplacée, et pour ne point affecter d'en savoir plus que les médecins, je consentis à accroître, mais de 2 onces seulement, la quantité de mes aliments. Ainsi, de 12 onces d'aliments solides, tels que pain, jaune d'œuf, viande et potage, j'allai jusqu'à 14 onces, et, de 14 onces de vin que je buvais d'abord, je passai à 16 onces. En dix jours, cette modification si simple de régime me causa une perturbation générale. D'enjoué que j'étais, je devins mélancolique et bilieux, dégoûté de tout, enclin à de singuliers caprices, embarrassé de ma personne. Dix jours après, je fus pris d'une très vive douleur qui me dura 22 jours et fut suivie d'une fièvre terrible qui persista 35 jours et 35 nuits sans relâche. Il est vrai qu'après la première quinzaine elle diminua graduellement. Néanmoins, pendant tout ce temps, je ne pus dormir un quart d'heure, et tout le monde me jugea perdu.

J'en réchappai pourtant, grâce à Dieu et grâce à la vertu de mon régime, et cela à l'âge de 78 ans, au cœur de la plus froide saison d'une année qui fut si froide, et le corps amaigri et desséché. Rien ne me sauva de la mort, j'en suis convaincu, que le régime par moi suivi rigoureusement pendant tant d'années, où, exempt de toute maladie, j'éprouvai au plus quelque légère indisposition. La règle stricte à laquelle j'obéissais depuis si longtemps n'avait pas laissé s'engendrer en moi des humeurs superflues et malignes, ou n'avait pas permis à ces humeurs de contracter l'âcreté qu'elles ont chez les vieillards dont la vie est régulière. Aussi, comme il n'existait dans mes humeurs que l'âcreté récente qu'y avait introduite mon désordre momentané, le mal, bien que très grave, ne fut pas assez violent pour m'enlever.

Telle fut l'unique cause de mon salut. Cet accident prouve et la vertu de la règle et l'influence fâcheuse du dérèglement, car, si un régime sobre m'avait conservé tant d'années une santé inaltérable, il suffit d'une infraction de quelques jours pour m'occasionner une terrible maladie.

Je remarquai à ce sujet que si le monde se conserve par l'ordre, et si notre vie n'est autre chose, relativement au corps, que l'harmonie et l'ordre de quatre éléments, notre vie doit se maintenir et se conserver par ce même ordre, et au contraire s'altérer et se dissoudre par l'action inverse de la maladie et de la mort. L'ordre n'a-t-il pas en effet une puissance admirable? C'est l'ordre qui enseigne la discipline, c'est l'ordre qui donne la victoire à une armée, c'est l'ordre enfin qui maintient la stabilité des cités, des familles et des États. Je conclus de là que la régularité est, sans conteste, le meilleur et le plus sûr fondement d'une vie longue et saine. On peut donc affirmer que la seule et véritable médecine, c'est une vie régulière. Aussi le médecin, allant visiter un malade, l'engage-t-il, avant toute chose, à vivre régulièrement, et quand il prend congé de son malade guéri il lui conseille encore, s'il veut conserver la santé, de continuer cette vie réglée dont l'influence lui a été si favorable.

Et il n'est pas douteux que, si ce dernier suivait cet avis, il ne retomberait plus malade, puisqu'avec la sobriété toutes les causes du mal disparaissent. Il n'aurait donc plus besoin ni de médecins ni de médecine. Que dis-je? il deviendrait à lui-même le meilleur des médecins. Car en réalité l'homme ne saurait être médecin parfait que de lui seul. Et pourquoi cela? C'est que chacun peut, au moyen de diverses expériences, connaître à fond son tempérament, ses dispositions les plus cachées et savoir quel vin et quels aliments conviennent à son estomac. De telles particularités ne se peuvent véritablement distinguer chez autrui, puisqu'on a tant de peine à les discerner en soi et pour soi-même. Il faut beaucoup de temps pour ses observations intimes; il en faut pour les diverses expériences, expériences indispensables, puisque chez les hommes il y a encore plus de variété dans les tempéraments et les estomacs que dans les physionomies. Qui croirait que le vin vieux d'un an nuit à mon estomac, tandis que le nouveau lui est favorable; que le poivre, réputé espèce chaude, ne le réchauffe et ne le ranime pas autant que le cinnamome.

Quel médecin aurait découvert en moi ces deux dispositions cachées, puisqu'une longue observation m'a été nécessaire à moi-même pour les remarquer et les vérifier. L'homme ne pouvant donc avoir de meilleur médecin que soi-même, ni de meilleure médecine qu'une vie régulière, doit s'attacher à cette vie avec ardeur. Je ne nie pas néanmoins que, pour guérir les maladies auxquelles sont souvent exposés ceux dont la vie est irrégulière, on n'ait besoin d'un médecin, et que ce médecin ne doive nous être cher.

Si tu éprouves un grand soulagement de la présence d'un ami qui vient simplement te visiter dans ta maladie, sans t'apporter d'autres secours que des plaintes sur tes souffrances et des paroles d'espoir de guérison, combien plus cher doit être le médecin qui vient te soulager effectivement et te rendre la santé. Mais pour la conserver, cette santé, le mieux, à mon avis, est d'embrasser la vie réglée, cette médecine naturelle, si bien appropriée à notre tempérament, dont les savants font l'éloge et que recherchent une foule de gens, sous un autre nom, il est vrai. Qu'est-ce en effet que l'or potable ou l'élixir de vie, chimère après laquelle courent de trop curieux investigateurs des choses occultes, qu'est-ce, sinon la vie réglée?

L'objet de leur désir ardent, n'est-ce pas elle qui le procure, puisqu'elle affermit la santé de l'homme doué même d'une faible complexion et le conduit bien portant jusqu'à cent ans et plus?

Il meurt, passé ce terme, non point de maladie ni d'une altération d'humeur, mais par suite de la résolution de son humide radical arrivé à sa fin. Peut-on espérer un plus beau résultat de l'or potable et de l'élixir, ces merveilles dont on cherche le secret bien plutôt encore qu'on ne l'a expérimenté? Mais disons la vérité : les hommes, pour la plupart très sensuels et très intempérants, voudraient satisfaire tous leurs appétits, tous leurs caprices insensés. Afin de se livrer sans danger à leurs fantaisies, ils désirent un remède qui triomphe aisément des maux suscités par leur vie de désordre. Pour découvrir ce remède vainqueur, ils se mettent l'esprit à la torture, passent par l'alambic l'or et mainte autre substance, sans s'apercevoir, les malheureux, qu'ils se creusent vainement la cervelle et que le remède surnaturel qu'ils s'ingénient à trouver ne produira jamais l'effet souhaité. Quant au remède naturel qu'ils ont sous la main, ils n'en comprennent pas le mérite, ou, s'ils le comprennent, comme il ne flatte pas leur sensualité, ils le rejettent avec dédain. Aussi, voyant qu'ils ne peuvent échapper aux suites fâcheuses de leurs désordres, ils prétendent pour s'excuser qu'il faut mieux vivre dix ans de moins, et se contenter. Ils ne songent pas de quelle importance il est pour l'homme de vivre dix ans de plus quand il est bien portant et dans l'âge de la maturité, ou l'on apprécie à leur juste valeur les qualités, les connaissances et les talents de ses semblables. Or le talent n'atteint sa perfection qu'à cet âge. Laissons de côté toute autre matière, et ne parlons que des lettres et des sciences.

N'est-il pas vrai que la plupart des beaux ouvrages que nous possédons en ce genre ont été composés par

leurs auteurs à cet âge et dans les dix ans dédaignés de
ceux qui préfèrent la satisfaction de leurs appétits.
Pour moi, loin de les imiter, j'ai voulu vivre ces dix
ans qui ne seront pas perdus pour mes semblables,
puisque dans cet intervalle j'ai pu composer ces Traités
qui seront utiles, je l'espère.

Les hommes sensuels prétendent de plus que la vie
régulière est irréalisable. Cette objection est sans
valeur. Galien, ce grand médecin, ne l'a-t-il pas prati-
quée et prônée comme la meilleure médecine ? Que
de grands hommes de l'antiquité l'ont embrassée avec
ardeur, Socrate, Platon, Cicéron et tant d'autres que,
pour n'ennuyer personne, je ne citerai pas! Et de
notre temps n'avons-nous pas vu l'illustre pape Paul
Farnèse et le cardinal Bembo la pratiquer avec un
zèle qui a été récompensé par la durée de leur existence ?

Nos deux doges Lando et Donato, beaucoup d'autres
personnages de moins haute condition, habitant la
ville ou la campagne, l'ont aussi adoptée avec succès.
Car en tout lieu on rencontre des gens qui se félicitent
de la suivre. Que prouve cette généralité? C'est qu'il
n'est personne qui ne puisse mener une vie régulière.
Est-il bien difficile de s'y adonner? Non; très aisé. Il
suffit de commencer, au dire de Cicéron et de tous les
partisans de l'ordre. Platon, qui lui-même vécut régulièrement, prétend à ce sujet qu'une telle existence
est impossible au citoyen d'une république obligé de
souffrir le chaud, le froid et des désagréments de toute
sorte.

Je réponds à cela : Ce ne sont pas des désordres

assez graves pour troubler la santé ou causer la mort de l'homme exempt d'ailleurs des excès dont un citoyen peut parfaitement se garantir.

Il est même nécessaire qu'il s'en garantisse, car de cette façon il sera certain ou de ne pas éprouver les maux résultant des désordres auxquels il serait entraîné, ou, s'il les éprouve, de s'en affranchir plus vite et plus facilement.

Ici on peut faire et on fait parfois une objection : Celui qui mène une vie réglée, dit-on, ayant toujours, en état de santé, usé d'aliments de malade, se trouve dépourvu de ressources contre la maladie. A cela je réponds d'abord :

La nature, qui tient à conserver l'homme vivant le plus longtemps possible, nous enseigne comment nous devons nous gouverner dans les maladies, puisqu'elle commence par nous enlever l'appétit, afin que nous mangions très peu. Aussi le malade, qu'il ait mené jusqu'alors une vie réglée ou déréglée, ne doit manger que des aliments convenables à son état de maladie, et encore doit-il en manger moins qu'il ne faisait, car, d'en manger autant, il mourrait, et d'en manger plus, il mourrait encore plus vite. En effet, si la nature est déjà accablée par le mal, elle succomberait rapidement sous une quantité d'aliments trop forte pour sa faiblesse actuelle. Cette diminution d'aliments est donc indiquée par la situation et suffit bien, selon moi, à soutenir le malade.

Voilà donc la première réponse; il en est une autre meilleure encore : l'homme qui mène une vie régulière ne saurait tomber malade, et même ce n'est que rarement et momentanément qu'il se trouve indisposé, car une vie régulière prévient toutes les causes du mal et par cela même le mal qui est l'effet.

Si donc il est constant que la vie réglée est si utile et si puissante, si belle et si sainte, chacun doit l'embrasser et la pratiquer avec d'autant plus d'empressement qu'elle ne contrarie la manière de vivre de personne : en effet, personne ne s'oblige, en l'adoptant, à manger aussi peu que moi, à se priver des fruits, poissons et autres mets dont je ne fais pas usage. Si je mange peu, c'est que ce peu suffit à mon petit et faible estomac, et comme les fruits, poissons et autres aliments de cette nature me sont nuisibles, je m'en abstiens.

Au contraire, ceux qui s'en trouvent bien peuvent ou plutôt doivent en manger, car ces aliments ne leur sont pas défendus. Ce qui est interdit à eux et à tout autre, c'est de manger de tous aliments qui leur conviennent en telle quantité que leur estomac ne les puisse aisément digérer. Même règle pour la boisson; mais si rien n'incommode, évidemment on n'est soumis qu'à la règle de la quantité. Et qu'on ne vienne pas me dire qu'il se trouve des gens qui, malgré la vie la plus déréglée, atteignent, sains et robustes, les dernières limites de la vie auxquelles parviennent les individus les plus sobres.

Cette raison, fondée sur une circonstance incertaine, chanceuse, excessivement rare, et d'une réalisation plutôt miraculeuse que naturelle, ne doit pas nous induire au dérèglement, car si la nature se montre trop libérable pour ces individus, bien peu doivent espérer la même faveur. Mais dédaigner ces observations et se fier à sa jeunesse, à un vigoureux tempérament, à un excellent estomac, c'est courir de grands risques et s'exposer chaque jour à la maladie et à la mort. Aussi je prétends que, bien que doué d'une faible complexion, un individu, s'il mène une vie réglée et sobre, est plus sûr d'arriver à la vieillesse qu'un jeune homme parfaitement constitué qui vit dans le désordre.

Il n'est pas douteux cependant que, avec une bonne constitution, un individu qui obéit à la règle se conservera plus d'années qu'un autre mal doué sous ce rapport.

Dieu et la nature s'unissent parfois pour donner à un homme une constitution si parfaite qu'il peut, sans s'astreindre à une règle rigoureuse de conduite, vivre de longues années bien portant et mourir très âgé.

Tels on vit mourir à Venise le procurateur Contarini, et à Padoue le chevalier Antonio di Vacca ; mais, sur cent mille hommes, on n'en trouve pas un ainsi favorisé. Et comme tous les autres veulent vivre bien portants pendant de longues années et mourir sans infirmités ni malaise, et par simple résolution de l'humide radical, ils sont tenus de vivre régulièrement. A cette condition, ils jouiront des fruits sans nombre de cette vie heureuse. Grâce à elle, les humeurs du corps, purgées et bénignes, ne laissent pas monter à la tête les fumées de l'estomac, de sorte que le cerveau demeure toujours libre et dégagé. Alors, des basses et mesquines considérations de ce monde, l'homme s'élève avec plaisir aux belles et sublimes contemplations des choses divines. Puis ses yeux redescendent sur la nature, et il voit en elle la fille de Dieu.

Alors il discerne nettement la grossièreté du vice où tombe celui qui ne sait pas réprimer les passions humaines, ni les trois désirs, qui tous trois semblent nés avec nous pour éterniser nos tourments et nos inquiétudes. Ces trois désirs, qui ont pour objet la concupiscence, les honneurs et la fortune, grandissent ordinairement chez les vieillards dont la vie n'est pas réglée, parce qu'en traversant l'âge viril ils n'ont rejeté, comme ils le devaient, ni la sensualité triviale ni les appétits infimes, pour embrasser la tempérance et la raison. Au contraire, l'homme de vie régulière, arrivé à l'âge viril, pratique avec zèle ces vertus. Convaincu que les passions et les désirs grossiers sont contraires à la raison dont il vient de se déclarer l'esclave, il s'en affranchit, et, rejetant de même les autres vices, il s'adonne tout entier aux vertus et aux bonnes actions. Aussi quand, par son âge avancé, il se voit proche de sa fin, sachant que depuis longtemps, par un bienfait singulier de Dieu, il a déserté le vice et a vécu en honnête homme, il ne s'effraye ni ne s'attriste de la mort qui vient à lui. En effet, il n'ignore pas qu'il doit mourir, surtout lorsque, chargé d'honneurs et rassasié de jours, il se voit parvenu à cet âge où, des milliers d'invidus qui naissent et vivent autrement que lui, à peine un seul arrive. Il s'attriste d'autant moins que cette mort ne s'abat pas sur lui impétueusement, à l'improviste, avec un amer et pénible cortège d'altérations d'humeurs, de souffrances et de fièvre, mais s'insinue avec une placidité et une bénignité suprêmes, parce qu'en lui une telle fin n'est causée que par le manque d'humide radical, lequel, comme l'huile d'une lampe, va peu à peu se consumant. Aussi passe-t-il doucement, sans douleur, de cette vie terrestre et mortelle à la vie éternelle.

O vie réglée, vie sainte et véritablement heureuse, ton nom si beau ne devrait-il pas suffire aux hommes pour te connaître ? N'est-il pas aussi agréable de prononcer ces mots magiques de vie réglée et de sobriété qu'il est pénible de dire vie de désordre et de débauche, ou plutôt entre ces termes n'y a-t-il pas la différence qui existe entre les mots ange et démon?

Jusqu'ici, j'ai exposé les causes pour lesquelles, m'affranchissant de l'intempérance, je m'adonnai entièrement à la vie sobre, le système que j'adoptai pour atteindre ce but, le résultat que j'obtins et finalement les avantages qu'elle apporte à ceux qui l'embrassent. Maintenant, comme certains individus sensuels et dénués de raison prétendent qu'on n'a pas d'intérêt à vivre longtemps et que, passé l'âge de 65 ans, on ne doit plus dire de la vie qu'elle est vivante, mais morte, je veux raconter quelles sont présentement mes distractions, et quel attrait je trouve encore à la vie. Tous ceux qui me connaissent peuvent rendre témoignage pour moi et attester que je mène la vie la plus heureuse du monde. Ils admirent en effet ma santé florissante, ils me voient monter à cheval seul et sans aide, gravir non pas seulement les marches d'un escalier, mais toute une colline à pied et lestement. Ils voient encore comme je suis allègre, content, exempt des troubles de l'âme et de toute pensée pénible, car mon âme est tout entière aux sentiments de joie et de paix qui jamais ne l'abandonnent. De plus ils savent comment je passe mon temps sans dégoût, parce que je trouve à en occuper toutes les heures avec plaisir. Ainsi, j'ai souvent occasion de causer avec nombre de gens distingués par l'esprit, les mœurs, le goût des lettres, ou par un talent supérieur. Si leur conversation me manque, je lis quelque bel ouvrage. Ai-je lu suffisamment, j'écris, et en cela, comme en toute chose, je cherche, dans la mesure de mes forces, l'utilité d'autrui. Et toutes ces distractions, je m'y abandonne à loisir, à ma convenance, au sein de la plus riante des habitations. Située dans le plus beau quartier de la noble et docte cité de Padoue, son élégance mérite véritablement tous les éloges. C'est une de ces maisons comme on n'en fait plus à notre époque; elle est distribuée si commodément qu'une partie des bâtiments me défend de la grande chaleur, tandis que l'autre me protège contre le grand froid. Moi-même j'ai donné, d'après les règles de l'architecture, le plan de cette demeure. J'ai aussi la jouissance de jardins délicieux bordés d'eaux courantes et où je trouve toujours quelques occupations agréables. J'ai encore d'autres distractions. Dans les mois d'avril, de mai, de septembre et d'otobre, je vais passer quelques jours dans un de mes domaines situés sur une colline dont l'admirable position domine les monts Euganéens. J'y trouve des fontaines, des jardins et surtout une habitation commode et charmante; parfois encore, je prends le plaisir d'une chasse facile, agréable, appropriée à mon âge. Je vais aussi me promener dans mon village : il est sillonné de belles rues aboutissant toutes à une jolie place au centre de laquelle s'élève l'église très honorée par le pays, et un large bras de la Brenta le traverse. Sur les deux rives s'étendent de vastes plaines couvertes de champs fertiles, bien cultivés et dont la population, grâce à Dieu, est très nombreuse : jadis c'était un endroit désert, marécageux, insalubre, propre à servir de retraite à des couleuvres plutôt que d'habitations à des hommes. Mais quand j'eus desséché les eaux, l'air se purifia, on accourut de tous les environs, la population commença à se multiplier et le pays devint bientôt florissant comme on le voit aujourd'hui.

Je puis donc dire avec vérité que dans cet heureux pays j'ai donné à Dieu autels, temple et âmes pour l'adorer. La prospérité de ce village me donne infiniment de satisfaction, et j'y retourne souvent pour la voir et en jouir. Dans le même temps, je vais encore chaque année visiter quelques cités circonvoisines. La société de mes nombreux amis m'y attire; je prends plaisir à leur conversation, et, grâce à eux, je lie connaissance avec maints hommes distingués, architectes, peintres, sculpteurs, musiciens ou agronomes, car notre siècle assurément est fécond en talents remarquables. Je revois leurs œuvres anciennes, j'admire leurs productions nouvelles, et je ne perds pas une occasion d'acquérir quelque notion utile ou agréable. Je visite les palais, les jardins, les antiquités, les places, les églises, les citadelles, sans rien omettre d'où l'on puisse tirer plaisir ou instruction.

Une de mes plus vives jouissances, c'est, dans le cours de mes voyages, de contempler la beauté des sites et des pays que je traverse, plaines ou montagnes voisines de fleuves ou de sources et ornées de charmantes habitations et de délicieux jardins. Et je goûte ces distractions et ces plaisirs sans rien perdre de leur douceur ou de leur charme par suite d'un affaiblissement de la vue de l'ouïe, ou de quelque autre sens. Tous mes sens, Dieu merci, sont excellents, et spécialement le goût. Je trouve en effet plus de saveur aujourd'hui aux simples aliments qui en tout lieu sont ma nourriture, que je n'en trouvais jadis, à l'époque de mes dérèglements, aux mets les plus délicats. Le changement de lit ne me cause aucun malaise ; partout je dors du sommeil le plus doux et le plus paisible, sans éprouver la moindre agitation ; aussi mes nuits sont-elles embellies de songes agréables. D'autres intérêts importants occupent mon attention, et c'est avec le plus grand plaisir que je vois arriver à bonne fin une entreprise très sérieuse pour ce pays et qui doit rendre à la culture beaucoup de terrains stériles. Elle fut commencée autrefois à mon instigation, mais je n'espérais guère la voir terminée de mon vivant, car je sais combien les États sont lents à aborder les travaux les plus utiles, quand ils offrent des difficultés. Pour moi, j'eus la gloire de concourir à cette œuvre si avantageuse. Je fis partie de la commission déléguée pour cet objet, et, dans la saison la plus chaude de l'année, je passai deux mois consécutifs parmi ces lieux marécageux, sans ressentir aucun malaise, tant est grande la puissance de la vie réglée qui m'accompagne en tout lieu! Il est encore une œuvre de la plus haute gravité dont j'espère voir le prochain accomplissement : c'est la conservation de notre lagune, admirable, mais dernier rempart de ma chère patrie.

Cette conservation (je le dis non par vanité personnelle, mais pour rendre hommage à la vérité), c'est moi qui, à plusieurs reprises, l'ai réclamée à la République, de vive voix et par des écrits élaborés avec soin.

Enfant de Venise, je lui dois tout l'amour, tous les services d'un fils dévoué; aussi ai-je à cœur de voir sa prospérité durable et sa sécurité bien affermie.

Tels sont les vrais et utiles amusements de ma vieillesse, et jeunes gens et vieillards doivent d'autant plus l'apprécier que guérie, grâce à Dieu, des agitations de l'âme et des infirmités du corps, elle n'éprouve aucun de ces maux qui tourmentent misérablement tant de jeunes gens et tant de vieillards énervés et impotents.

Un détail qui paraîtra peut-être puéril auprés de considérations élevées montrera quels avantages singuliers j'ai tirés de ma vie régulière. A l'âge de 83 ans où je suis arrivé, j'ai pu composer une comédie très agréable, toute pleine d'une honnête gaieté et de saillies piquantes. Cette sorte de poëme, ordinairement, est l'œuvre de la jeunesse, comme la tragédie est le fruit de la vieillesse, car, si l'une par sa grâce et son enjouement est en harmonie avec la jeunesse, l'autre par son caractère sérieux est en rapport avec la vieillesse. N'a-t-on pas loué un illustre poète grec d'avoir composé une tragédie à l'âge de 73 ans, et ne fut-il pas, pour ce motif, réputé sain d'esprit et plein de verve, quoique la tragédie soit un poème triste et sombre? Comment m'estimerait-on moins fortuné et moins sain d'esprit que le poète, quand, plus âgé que lui de 10 ans, j'ai composé une comédie, poème qui demande, on le sait, de la vivacité et de l'enjouement. Certes, à moins que je ne me juge trop partialement, je croirais volontiers avoir aujourd'hui plus de santé et de gaieté que l'antique poète.

Ainsi, chargé d'années, comme je le suis, aucune consolation ne me manque : pour que ma vieillesse soit moins déshéritée de joies et moins solitaire, je me vois revivre dans la suite nombreuse de mes descendants. En rentrant chez moi, j'y trouve onze petits-enfants dont l'aîné a 18 ans et le plus jeune 2 ans, tous enfants du même père et de la même mère, tous d'une parfaite santé, d'une physionomie heureuse et, autant qu'on en peut juger, doués de beaucoup d'aptitude et de goût pour les lettres, et disposés à se bien conduire. Un des plus jeunes, comme cela est de son âge, m'amuse beaucoup par ses petites bouffonneries. Les autres plus âgés sont pour moi une société très agréable, et, comme la nature les a gratifiés de voix justes et harmonieuses, j'ai le plus grand plaisir à les entendre chanter et jouer de divers instruments. Je les accompagne même, car ma voix est meilleure, plus claire et plus sonore que jamais. Aussi, entouré d'enfants si beaux, on me compare souvent à Dieu le Père environné, comme on le représente, de ses anges et archanges. Tels sont les amusements de ma vieillesse, et l'on voit par ces détails que la vie que je mène est bien réellement vivante.

Pour montrer quel cas je fais d'autres systèmes de conduite, je dis qu'en vérité je ne changerais de manière de vivre ni d'âge avec aucun de ces jeunes gens, fût-il d'excellente constitution, qui ne vivent que pour obéir à leurs grossiers appétits. Je sais trop bien que ces malheureux sont exposés à mille chances d'infirmités et de mort. Je me rappelle d'ailleurs quelle était ma conduite quand je leur ressemblais. Les jeunes gens sont irréfléchis, cela n'est que trop vrai ; animés par la chaleur naturelle de leur âge, ils sont bouillants, pleins de confiance en eux-mêmes, attendant de toute chose un heureux résultat, tant l'expérience leur manque, tant ils se flattent de l'espoir de vivre long-temps !

C'est pourquoi ils s'exposent audacieusement à toute sorte de périls ; ils bannissent la raison et abandonnent le gouvernement d'eux-mêmes à la concupiscence ; ils cherchent avidement la satisfaction de tous leurs appétits, sans voir, les malheureux, qu'ils poursuivent ce qui leur fait horreur, les infirmités et la mort. Les infirmités, n'est-ce pas un supplice long et douloureux, et la mort, n'est-ce pas une idée insupportable et effrayante ? insupportable à tout individu qui s'est livré en proie à ses sens, et spécialement aux jeunes gens, qui trouvent qu'ils perdent trop à mourir avant le temps ; effrayante pour ceux qui pensent aux erreurs dont est pleine notre vie mortelle et à la vengeance que doit en tirer la justice de Dieu. Pour moi, au contraire, âgé comme je le suis, je me sens affranchi de ces deux causes d'inquiétude : de l'une, parce que j'ai la certitude de ne pouvoir plus être malade, et de l'autre, parce que l'habitude d'une longue suite d'années m'a appris à écouter la raison. Aussi, non seulement je trouve absurde de redouter ce qu'on ne peut éviter, mais j'espère encore, au moment de ce passage critique, éprouver quelque consolation par la grâce de Jésus-Christ.

En outre, bien que convaincu que je dois, comme les autres, arriver au terme inévitable, ce terme néanmoins est encore si éloigné de moi que je ne puis le distinguer, car je sais que je ne mourrai que par simple résolution de l'humide radical.

Ma vie régulière a fermé à la mort toutes les autres voies; elle empêche les humeurs circulant dans mon corps de me faire d'autre guerre que celle que me font les éléments dont je suis composé. Je mourrai un jour, je le sais ; mais, je le soutiens, la mort est belle et désirable quand la nature nous la donne par voie de résolution, car elle dénoue plus facilement le nœud de la vie qu'elle-même a fait, et, de plus, elle y met une lenteur indulgente que ne connaît pas la violence des maladies ; c'est là, dis-je, la mort vraie et souhaitable. Elle ne vient qu'après de longues années, par l'effet d'une faiblesse croissante, car, avec l'âge, les hommes deviennent pour ainsi dire semblables à des bornes, incapables de marcher, raisonnant à peine, aveugles, sourds, voûtés et remplis d'infirmités. J'ai donc la certitude d'être encore très éloigné d'un terme pareil; je dois même croire que mon âme, heureuse de la paix et de l'harmonie qui règnent entre mes sens et ma raison, éprouve de ce doux accord une jouissance assez vive pour la maintenir longtemps encore à la place qu'elle occupe, et que la force de l'âge seule pourra l'en arracher. Cette santé florissante, cette longue suite de jours que j'espère encore, c'est l'avantage résultant de la vie régulière que j'embrassai en déclarant la guerre aux appétits sensuels et grossiers. Tout homme l'acquiert aisément s'il mène la vie qui convient à l'homme. Maintenant, puisque cette vie sobre est si heureuse, puisque son nom est si beau et si aimable, sa possession si facile, sa conservation si solide et si assurée, le seul devoir qui me reste à accomplir, c'est de prier (la parole s'adresse à trop peu de gens) tout homme doué d'une âme élevée et de raison naturelle de saisir avidement cet opulent trésor de la vie. Comme il donne du prix à toutes les autres richesses et biens de ce monde, en nous garantissant longue vie et santé, il mérite que tous l'aiment, le recherchent et le conservent à jamais.

Ce trésor, c'est la divine sobriété, agréable à Dieu, conforme à la nature, compagne d'une vie tempérante, modeste, affable, contente de peu, régulière et juste dans ses actions.

D'elle, comme d'une source, découlent la vie, la santé, la satisfaction, tous les goûts et tous les penchants dignes d'une âme bien née et sérieuse. C'est elle que favorisent les lois divines et humaines, c'est d'elle que s'écartent, comme les nuages du soleil, les

réplétions, les désordres corporels, humeurs superflues, excès, fièvres, douleurs, dangers de mort.

Sa beauté attire toute âme noble; la sécurité, qui
est son apanage, promet à tous ses partisans une vie
longue et agréable. Son abord facile invite chacun
à remporter la victoire aisée qu'elle assure, et finalement elle s'établit gardienne aimable et bienveillante
de la vie du riche comme du pauvre, de l'homme
comme de la femme, du vieillard comme du jeune
homme, car au riche elle enseigne la modération, au
pauvre l'économie, à l'homme la continence, à la
femme la pudeur, au vieillard les précautions salutaires contre la mort, au jeune homme l'espoir plus
solide et plus fondé d'une longue existence.

La sobriété purifie les sens; elle donne légèreté au
corps, vivacité à l'intelligence, ténacité à la mémoire,
souplesse aux mouvements, promptitude et régularité
à l'action. Par elle, l'âme, comme déchargée de son
fardeau terrestre, jouit de la plénitude de sa liberté;
les esprits se meuvent paisiblement dans les artères;
le sang court dans les veines; la chaleur, tempérée et
douce, produit de doux et tempérés effets, et finalement
ces éléments de notre corps conservent avec un ordre
admirable une heureuse et bienfaisante harmonie.

O sainte et pure sobriété, unique réparatrice de
la nature, mère bienveillante de la vie humaine,
remède véritable de l'âme comme du corps, combien
les hommes doivent te louer et te remercier de tes
aimables dons!

Grâce à toi, ils conservent ce bien si apprécié, la
vie, et la santé, le plus grand des biens qu'il ait plu

à Dieu d'accorder à l'homme en ce monde, puisque ce qu'il chérit le plus ici-bas, et ce que tout être vivant garde avec un soin jaloux, c'est la vie. Je m'arrête : je ne veux pas faire ici le panégyrique de cette rare et admirable vertu, la sobriété, et le désir d'être sobre à son égard me retient ; ce n'est pas qu'on ne puisse prolonger à l'infini le récit de ses louanges, mais j'ajourne à une occasion plus opportune le reste de l'éloge qu'elle mérite.

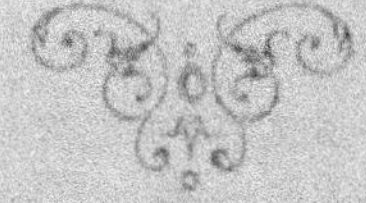

CHAPITRE II

ON Traité de la vie sobre commence, selon mon désir le plus vif, à rendre service aux personnes douées d'une faible constitution et que le moindre excès condamne aux plus graves indispositions. Celles qui ont lu ce traité, séduites par les avantages de la tempérance, mettent en pratique mes conseils, et l'expérience leur en fait reconnaître toute l'utilité.

Je voudrais également venir en aide aux personnes dont la constitution est robuste, mais qui, se fiant à leur vigoureuse santé, vivent dans le désordre et, à peine arrivées à 60 ans, sont en proie à la goutte, à des douleurs de côté, d'estomac ou à d'autres maux que l'habitude de la vie sobre leur épargnerait. Aussi la plupart meurent-elles avant d'atteindre 80 ans, au lieu de pousser jusqu'à 100 ans, terme ordinaire que la nature assigne à ses enfants. La nature, mère excellente, voudrait, on peut le croire, que chacun, parvenant à ce terme, pût jouir de la succession des

divers âges ; mais les cieux ont une influence singulière sur notre naissance, et principalement sur les
qualités bonnes ou mauvaises de notre constitution.
La nature ne peut contre-balancer cette influence,
mais elle espère que l'homme, doué, en naissant, d'intelligence et de raison, saura, par son adresse personnelle, vaincre l'opposition des cieux, et triom-
phant d'une constitution débile, grâce à la vie sobre,
jouira d'une longue vie et d'une parfaite santé. Il n'est
pas douteux que l'homme, par sa prudence, ne puisse
se soustraire en partie à l'arrêt fatal des cieux ; car,
dit-on communément, si le ciel influence, il ne violente pas. Aussi les savants ont-ils prétendu que le
sage triomphe des astres.

Je naquis avec un caractère tellement irritable
qu'on ne pouvait vivre avec moi. Je m'aperçus de
cette disposition funeste, et je reconnus que la colère
est une folie momentanée. Je résolus donc d'employer
toute ma raison à m'affranchir d'un si triste défaut,
et je réussis assez bien pour n'y plus retomber que
très rarement. Ainsi l'individu né avec une constitution défectueuse, s'il appelle à son secours la raison
et la sobriété, peut vivre de longues années bien portant. Je raconte là mon histoire. Venu au monde
avec la plus déplorable constitution, je ne paraissais
pas devoir dépasser la quarantaine, et me voici arrivé
à l'âge de 86 ans, plein de santé et d'entrain.

Que dis-je ? Sans les longues et cruelles maladies
qui m'affaiblirent dans ma jeunesse et m'enlevèrent
une partie de l'humide radical qui ne se recouvre pas,
j'espérerais atteindre le terme de 100 ans ; mais la

raison m'apprend que c'est chose impossible, et je m'y résigne, heureux d'avoir vécu 40 ans de plus que je ne devais m'y attendre et, tout vieux que je suis, de posséder dans leur intégrité tous mes sens, et même les dents, la voix, la mémoire et le sentiment. Mon esprit aussi a plus de vivacité que jamais, et le long âge ne lui a rien enlevé de sa vigueur. Et d'où vient cette précieuse faculté ? C'est qu'avec les années je renchéris sur la règle que prescrit la vie sobre et que je diminue la quantité de mes aliments et de ma boisson. Et, de fait, cette diminution est nécessaire : elle aide du moins à prolonger l'existence, puisqu'on ne peut vivre toujours. L'homme, sur la fin de ses jours, est réduit à ne plus manger ; il digère avec peine un jaune d'œuf dans sa journée, et il meurt par dissolution, sans maux ni souffrances, comme il m'arrivera.

N'est-ce pas là une fin très désirable ? Eh bien ! elle est réservée à tous ceux qui mèneront une vie sobre, quelle que soit leur condition, leur taille, car nous appartenons tous à une même espèce et nous sommes tous formés des quatre éléments.

L'homme donc qui attache le plus grand prix à vivre longtemps et bien portant est tenu de ne rien négliger pour conserver la vie ; mais, s'il n'a pas recours à la sobriété, qu'il ne se promette pas cet heureux résultat. Peut-être a-t-il entendu dire que, sans s'astreindre à ce régime sévère, certaines gens ont vécu jusqu'à 100 ans, jouissant de la meilleure santé, mangeant copieusement de tous mets et buvant de tous vins. Peut-être se flatte-t-il aussi d'une destinée semblable. En cela il se fait doublement illusion. D'abord, qu'il se persuade bien que, sur cent mille individus, il n'en naît pas plus d'un ainsi privilégié. Qu'il sache bien ensuite que, le plus souvent, ces favoris de la nature tombent malades et succombent à leur maladie, et que jamais ils ne sont assurés de mourir sans maladie ni infirmité. Le meilleur parti à prendre est donc, passé 40 ans, d'adopter le régime de la vie sobre, si aisé à suivre. Que de gens, en effet, ont pratiqué et pratiquent ce régime. N'est-il pas d'une extraordinaire simplicité ? Il exige uniquement qu'on observe ces deux règles de la qualité et de la quantité. La première prescrit de ne pas manger de mets et de ne pas boire de vins contraires à son estomac. La seconde veut qu'on mange et boive seulement ce que l'estomac peut facilement digérer.

Or, parvenu à l'âge de 40, 50 ou 60 ans, l'homme, pour peu qu'il se soit étudié, connaît la qualité et quantité des mets et boissons qui lui conviennent, et s'il obéit à ces utiles indications, menant une vie sobre et réglée, il en retire les plus grands avantages. Il s'opère entre ses humeurs une liaison et une harmonie telles, que désormais elles ne peuvent plus être troublées ni altérées par aucun excès de froid, de chaleur, de fatigue, de veille ou autre, à moins qu'il ne soit poussé à l'extrême, et l'équilibre des humeurs prévient toute cause de fièvre d'où résulte la mort prématurée. Au contraire, la désobéissance aux règles de la tempérance amène des désordres de toute sorte, et chacun de ces désordres met en péril de maladie et de mort. Pour l'homme tempérant, s'il commet quelque excès différent de la gourmandise, il s'en ressent tout au plus un jour ou deux, il est même exempt de fièvre, sinon quand elle est provoquée par les révolutions des cieux. Mais ni les cieux ni les désordres d'aucun genre ne peuvent altérer les humeurs du zélé sectateur de la sobriété ; et quoi de plus naturel, puisque les deux excès naissant de la gourmandise attaquent l'intérieur du corps, tandis que l'action des autres se borne à la surface ? On voit, il est vrai, des vieillards très sensuels prétendre que ni la quantité ni la qualité des mets, ni les vins ne nuisent à leur estomac, et qu'ainsi ils mangent et boivent copieusement et indifféremment de toute chose, n'ayant jamais senti même la place de leur estomac. On répond à ces vieillards que leur assertion est contraire à la nature, car tout être naissant avec une complexion chaude, froide ou tempérée, il est impossible que les mets chauds, froids ou tempérés réussissent aux individus d'un tempérament chaud, froid ou tempéré. En outre, ces vieillards intempérants ne sauraient nier que parfois ils ne tombent malades et qu'alors ils ne se guérissent au moyen de purgatifs et d'une diète sévère. Que prouve cela ? C'est que leur mal résulte d'une réplétion produite par des mets trop copieux et contraires à leur estomac. D'autres gens soutiennent qu'il leur est nécessaire de manger et de boire beaucoup, afin de soutenir leur chaleur naturelle, qui diminue avec le progrès des années, et affirment que, s'ils vivaient sobrement, ils ne tarderaient pas à mourir. On répond à cela que la nature, voulant que le vieillard puisse se conserver, le dispose de façon que peu de nourriture lui suffit pour vivre. Une nourriture trop abondante ne saurait être digérée par le vieillard, dont l'estomac aussi est vieilli et impuissant ; peut-il craindre alors de mourir en mangeant très peu, puisqu'en mangeant peu, quand il est malade, il se rétablit aisément ? Si donc, avec une petite quantité d'aliments, il revient à la santé, comment, lorsqu'il est bien portant, s'il mange davantage (ce qu'autorise la règle de la vie sobre), redouterait-il de ne pouvoir conserver la vie ? D'autres prétendent qu'il leur est moins pénible de supporter trois ou quatre fois par an leurs douleurs habituelles de goutte, de catarrhe ou autres que de souffrir toute l'année, faute de contenter leur gourmandise, puisqu'ils ont la certitude de se guérir au moyen de la diète simple. On répond à ceux-ci que, avec l'accroissement des années et la diminution de la chaleur naturelle, la diète ne peut avoir toujours une vertu assez grande pour balancer la gravité du désordre causé par la réplétion, et qu'ils doivent nécessairement succomber à leurs maux. D'autres soutiennent qu'il vaut mieux vivre dix ans de moins que se priver de satisfaire sa gourmandise. A ceux-ci on répond que les hommes doués d'une belle intelligence doivent désirer beaucoup de vivre longtemps, mais qu'il est peu regrettable que les autres ne le désirent pas, puisqu'ils font vilaine figure dans le monde et qu'on perd médiocrement à leur mort ; c'est une calamité, au contraire, de voir mourir jeunes des hommes d'un esprit éminent, car si l'un est cardinal, passé quatre-vingts ans il peut devenir pape ;

s'il appartient à une république, être appelé à la gouverner ; s'il est homme de lettres, recevoir, comme un dieu sur la terre, les hommages du monde. J'en dirai autant de tous les esprits supérieurs dans les professions libérales.

D'autres encore sont tellement ennemis de la sobriété qu'ils cherchent à tout prix un remède qui leur permette de mener sans danger une vie déréglée, et ils trouvent des alchimistes pour leur promettre ce remède, or potable ou élixir de vie, qui doit, devenus vieux, leur conserver jeunesse et santé. Qu'arrive-t-il ? C'est qu'ils achèvent de s'abimer la santé avec ces drogues payées au poids de l'or, sans réfléchir que, s'il existait de pareils remèdes, les plus puissants personnages ne manqueraient pas de s'en servir, et que, dans le temps passé, les plus grands empereurs les auraient accueillis avec empressement. Mais jamais on n'a vu réussir ces inventions et remèdes surnaturels, et si les remèdes naturels et francs, comme la diète et la sobriété, sont impuissants à conserver la vie d'un vieillard, comment supposer qu'un moyen artificiel rende la jeunesse ?

Il en est d'autres qui, loin de se restreindre sur la quantité de nourriture, lorsque l'âge affaiblit la puissance de leur estomac, croient devoir manger davantage : jadis ils faisaient deux repas par jour, ils n'en font plus qu'un maintenant, mais y mangent plus du double. Ils s'imaginent que, grâce au long intervalle qui s'écoule entre deux repas, leur estomac pourra mieux digérer l'énorme quantité de mets qu'ils engloutissent. Il n'en est rien : bientôt leur estomac souffre, languit, surchargé d'aliments qui se convertissent en humeurs pernicieuses, et ils meurent prématurément. Pour moi, jamais je n'ai vu vivre longtemps un individu adonné à un régime si meurtrier. Le régime inverse au contraire prolongerait leur existence. Le vieillard devrait d'abord diminuer la quantité de ses aliments, puis la répartir en plusieurs repas nécessairement très légers. En effet, comme son estomac ne peut digérer qu'une petite quantité d'aliments, il doit se rapprocher de plus en plus du régime suivi par l'enfant.

D'autres prétendent que la sobriété peut bien conserver à l'homme la santé, mais qu'elle ne saurait prolonger son existence. Et pourquoi? n'a-t-on pas vu dans le temps passé maintes gens la prolonger ainsi, et ne suis-je pas un exemple qu'on peut encore la prolonger de cette façon? En tout cas, la sobriété n'abrège pas la vie comme l'abrège la maladie, et, pour conserver l'humide radical, mieux vaut vivre bien portant que souvent malade. Concluons donc que la sobriété est la véritable mère de la santé et qu'elle assure la durée de la vie.

O divine sobriété, si utile aux hommes en prolongeant leur existence, tu accrois les progrès de leur raison, ce patrimoine précieux, et tu leur fais rejeter les fruits amers de la sensualité, c'est-à-dire les passions et les agitations humaines. Que dis-je? tu les délivres aussi de l'effroyable pensée de la mort. Oh! que moi, ton disciple dévoué, je te suis redevable, puisque, grâce à toi, je jouis de l'aspect de cet univers si beau, si merveilleux! non, jamais dans le cours de ma jeunesse déréglée, affolée de plaisirs, jamais je n'ai goûté le bonheur de vivre comme aujourd'hui ! Et cependant je n'épargnais ni soins ni dépenses, mais tous les plaisirs me paraissaient vains, remplis de déceptions et de désagréments. O vie vraiment heureuse, outre tant de faveurs que tu accordes à ton vieillard bien-aimé, tu donnes à son estomac une telle perfection qu'il trouve aujourd'hui le pain sec plus délicieux qu'il ne trouvait jadis les mets les plus délicats, et d'où vient cela? C'est que la raison, qui réside en toi, lui persuade que le pain est le mets le plus convenable pour l'homme, quand l'appétit le désire. Or, menant une vie sobre, l'appétit ne lui fait jamais défaut, car son estomac peu chargé, après un court intervalle, est encore disposé à recevoir des aliments. La nature, si affectueuse, si bonne pour son vieillard favori, veille à ce que peu d'aliments suffisent à le conserver. Elle lui démontre que, pour les digérer plus aisément, il doit en faire quatre parts et ainsi manger quatre fois dans la journée, tandis que jeune il se bornait à deux repas. Tu n'as pas de disciple plus docile que moi. Aussi mes esprits, qui ne sont pas accablés par une nourriture abondante, mais seulement entretenus, toujours dispos, redoublent d'activité quand je sors de table. Alors il m'est nécessaire de chanter, puis d'écrire, et jamais cet exercice ne m'a incommodé. Jamais mon intelligence n'est plus nette que dans ce moment. Après avoir mangé, je n'ai pas besoin de céder au sommeil, car je prends si peu de nourriture que mon estomac ne saurait envoyer de vapeurs à ma tête.

Manger peu est donc très avantageux au vieillard ! Pénétré de cette vérité, je ne mange qu'autant qu'il faut pour vivre, et voici quels sont mes aliments : pain, panade ou léger bouillon avec un œuf ou autres bons petits potages ; en viande, chair de veau, de chevreau, de mouton, poulets, perdreaux, grives ou autre gibier ; en poissons de mer ou de rivière, dorade, brochet et autres. Tous ces mets conviennent à un vieillard ; il doit se contenter de ceux-ci et n'en pas réclamer d'autres. Le vieillard à qui sa fortune ne permet pas une cuisine semblable aura pour se soutenir le pain, la panade et un œuf. Et réellement ces mets simples ne peuvent manquer aux plus pauvres, excepté peut-être à des mendiants ou à de mauvais drôles. Mais on s'inquiète peu de ces misérables, car leur triste situation ne résulte que de leur fainéantise, et le monde, souillé de leur présence, les aime mieux morts que vivants. Pour le pauvre, honnête homme, ne mangeât-il que du pain, de la panade et un œuf, il ne doit point dépasser la limite convenable à son estomac. Quelle différence éclate entre les résultats de la sobriété et de l'intempérance ! L'une donne la santé et prolonge la vie ; l'autre amène une mort précoce après de nombreuses et cruelles maladies. On le voit donc, la vie déréglée est misérable O vie infortunée, fatale ennemie des hommes, qui ne sais que tuer ceux qui t'embrassent, que de parents, que d'amis tendrement chéris tu m'as enlevés ! Je jouirais aujourd'hui de leur affection, mais ils n'ont pas cru mes sages conseils, et tu as causé leur mort. Pour moi, malgré tous tes efforts pour me perdre, je suis vivant et parvenu à un âge si avancé que je me vois entouré de onze petits-fils brillants de santé, d'intelligence et de vertu. Pourtant, si j'avais écouté tes séductions perfides, je serais privé de leur vue, de leur douce affection !

Posséderais-je encore ces habitations si charmantes, si commodes, qui s'élèvent comme un enchantement au milieu de délicieux jardins ? Tandis que tes sectateurs meurent sous tes coups avant de terminer leurs constructions et les plantations de leurs jardins, moi, depuis de longues années, je jouis pleinement de l'agrément de mes demeures et de la beauté de mes ombrages. Si le monde se laisse corrompre par le vice funeste qui le flatte en l'empoisonnant, je veux, moi, le prémunir contre tes caresses coupables, et, pour te préparer des ennemis, j'instruis mes onze petits-fils à te connaître pour te fuir et pour inspirer, après moi, à tous les hommes, la haine de leur mortelle ennemie.

Une chose m'étonne toujours : c'est que les hommes doués d'une belle intelligence, et il en est beaucoup, parvenus à une haute illustration dans les lettres, les sciences ou les arts, n'embrassent pas la vie sobre, du moins arrivés à l'âge de cinquante ou soixante ans, alors qu'ils commencent à se ressentir de quelque infirmité ; la tempérance les en délivrerait bientôt, tandis qu'en la laissant s'invétérer ils la rendent incurable. Les jeunes gens dédaignent la sobriété, et je n'en suis pas surpris : la sensualité gouverne leur vie ; mais, passé cinquante ans, la raison devrait reprendre l'empire et leur enseigner que la satisfaction dépravée

de la gourmandise a pour résultat de provoquer la
maladie et la mort. Si du moins ce plaisir du goût
était durable, on concevrait qu'on prît sa défense :
mais on le sent à peine qu'il est déjà passé, tandis
que les infirmités qu'il enfante sont très longues.
L'homme sobre, au contraire, n'est-il pas heureux
d'être assuré que les aliments qu'il a pris le maintien-
dront bien portant et que jamais ils ne seront pour
lui la source d'aucun mal ?

Je termine ici le complément que je voulais donner
à mon Traité de la sobriété. Il est court, il est vrai,
mais s'appuie sur d'autres arguments. D'ailleurs un
long commentaire est lu de peu de monde, et je désire
que beaucoup de gens lisent celui-ci et en retirent
un profit durable.

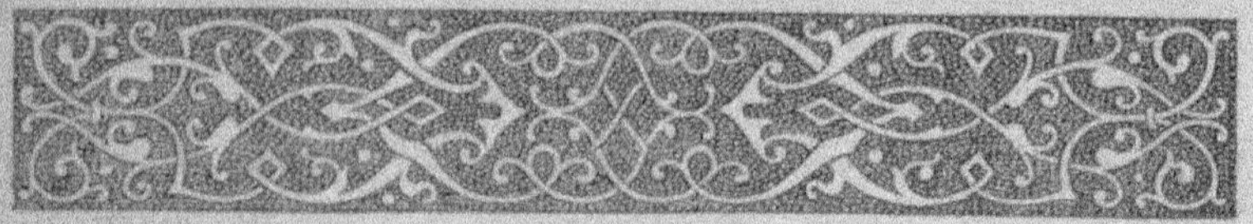

CHAPITRE III

OUT homme ici-bas est tenu de rendre service à ses semblables : pour ne pas faillir à cette dette sacrée, et pour goûter le plaisir d'être utile, je veux leur apprendre quelques particularités de ma vie qui ne manqueront pas d'intérêt pour eux, s'ils savent en profiter, quoique certains détails paraissent difficiles ou même impossibles à croire.

Je déclare donc que, parvenu à l'âge de quatre-vingt-quinze ans, je suis encore plein de santé, heureux, vif, content et remerciant le Dieu puissant de la grande faveur que j'en reçois. D'ordinaire, les vieillards, à peine arrivés à soixante ans, sont incommodés, infirmes, tristes, moroses, poursuivis continuellement de la crainte de la mort, qui ne me tourmente aucunement et n'arrête pas même un instant mon esprit. D'où vient cette différence de santé, d'opinion entre eux et moi ? Je vais l'expliquer en remontant à la naissance de l'homme et en continuant son histoire jusqu'à sa mort.

Certains enfants naissent si mal conformés qu'ils meurent au bout de quelques jours, de quelques mois ou de quelques années. On ne peut clairement définir si la brièveté de leur vie résulte d'un vice de génération chez le père ou la mère, ou de la révolution des cieux, ou d'un défaut de la nature subjuguée par l'influence des cieux. Jamais, pour moi, je ne croirai que, mère de tous les êtres, la nature se montre partiale chez ses enfants, et, comme la cause de leur fin précoce reste inconnue, il faut se résigner à ce qu'en fait on voit chaque jour arriver.

D'autres naissent bien vivants, il est vrai, mais avec une complexion chétive et délicate. Ces derniers atteignent dix ans, vingt ans, trente ans, ou quarante ans, mais ils n'arrivent pas à la vieillesse.

D'autres naissent parfaitement constitués, et ceux-ci parviennent à la vieillesse, mais généralement ce sont des vieillards malingres, maladifs. Cette disposition fâcheuse vient de ce que, se fiant trop à leur excellente constitution, ils ne veulent, à aucun prix, modifier en vieillissant le régime de leur jeunesse, comme s'ils possédaient encore leur vigueur d'autrefois ; que dis-je ? dans leur dépravation, ils mettent leur honneur, devenus vieux, à vivre comme ils ont vécu tout le temps de leur jeunesse, sans réfléchir que leur tempérament a perdu de sa force native.

Ils ne songent pas non plus que, la chaleur naturelle de leur estomac se dissipant tous les jours, ils doivent surveiller davantage la qualité des mets et des vins qu'ils consomment et s'attacher à en diminuer la quantité. Loin de là, ils s'efforcent de l'accroître, prétendant que si l'homme en vieillissant perd de sa vigueur, il doit la renouveler par une addition de nourriture ; mais ils se trompent profondément. N'est-il pas vrai que peu suffit à la nature pour conserver le vieillard ? donc avec la diminution graduelle de sa chaleur, il devrait se restreindre sur le manger et sur le boire. La plupart des vieillards, rejetant cette pensée que suggère la raison, continuent leur vie habituelle de désordre. Pourtant s'ils avaient la prudence de l'abandonner à temps pour se ranger à la sobriété, ils arriveraient avec tous les avantages de la santé à l'âge ou je suis parvenu. Que dis-je ? doués, comme ils le sont, d'une parfaite constitution, ils atteindraient le terme de cent ans, et l'histoire nous offre maints exemples de cette longévité. Pour mon compte, j'ai l'assurance de parvenir à ce terme éloigné ; mais venu au monde avec une faible constitution, je n'espère pas le dépasser. Si les personnes nées comme moi avec une complexion débile avaient, comme moi, embrassé la vie sobre, elles seraient heureusement parvenues à ce bel âge de cent ans et peut-être auraient-elles franchi la centaine. La certitude de vivre longtemps n'est-elle pas une chose désirable ? Or, à l'exception des gens sobres, nul n'est assuré de vivre une heure seulement. Cette agréable certitude est fondée sur d'excellentes raisons naturelles, car un homme dont la vie est réglée et sobre ne peut tomber malade ni par conséquent mourir avant le temps d'une mort qui ne soit pas naturelle, et pourquoi ? La sobriété écarte toutes les causes de maladie, or la maladie ne se déclare pas sans cause ; si donc la cause est écartée, la maladie ne saurait survenir, et la mort prématurée ou non naturelle n'est pas possible.

Qui doute que la sobriété n'ait la puissance de prévenir les causes de maladies ; c'est par elle en effet que les humeurs, source de santé et de maladie, de vie et de mort pour l'homme, sont bénignes et même deviennent excellentes de pernicieuses qu'elles étaient. La sobriété opère entre elles l'union, l'équilibre qui s'opposent à ce que désormais elles se mettent en mouvement ou s'altèrent, et ce sont de semblables altérations qui amènent des fièvres cruelles et finalement la mort. Toutes clémentes que soient ces humeurs, je le sais, le temps, qui détruit tout, finira par les consumer et les détruire, et l'homme alors devra mourir d'une mort naturelle, exempte de maladie et de souffrance. Tel est le sort qui m'est réservé, j'en ai la conviction. Bien portant, vif, joyeux, je mange avec appétit et dors tranquillement ; mon intelligence est plus nette et plus éveillée que jamais, mon jugement intact, ma mémoire solide, mon cœur plein d'affection, et ma voix, basse jadis, est devenue plus haute et plus sonore : aussi au lieu de dire comme autrefois mes oraisons à voix basse, je les chante aujourd'hui matin et soir à voix haute. Oh ! quelle vie glorieuse sera la mienne ! comblée de toutes les félicités terrestres et affranchie des vains plaisirs de la sensualité, elle obéit à la raison. Là en effet où la raison règne, disparaissent la sensualité et ses fruits amers qui sont les passions, les troubles de l'âme et les tristesses. La pensée de la mort non plus n'a pas prise sur moi, car je rejette toute idée sensuelle. Ainsi, la mort de mes petits-enfants, de mes autres parents ou amis, m'afflige pour un temps, mais ne saurait troubler l'égalité de mon humeur. Les pertes d'argent me chagrinent encore moins, comme beaucoup de gens l'ont vu à leur grande surprise. Cette tranquillité d'âme est particulière à l'homme dont la vieillesse est le fruit de la sobriété et non d'une vigoureuse constitution. De plus ces vieillards jouissent avec bonheur de la vie en la charmant par des distractions et des plaisirs continuels. Leur vieillesse fortunée n'est-elle pas exempte de toutes les incommodités qui accablent les divers âges de la jeunesse ? Un des plus grands plaisirs que puisse goûter un vieillard, c'est d'être utile à une patrie bien-aimée. Oh ! quel glorieux plaisir ! et que j'en jouis pleinement, quand je décris les procédés qui conserveront à Venise sa lagune et son port et le garantiront des atterrissements pendant des milliers d'années. C'est l'œuvre qui maintiendra à Venise son merveilleux et illustre titre de cité vierge, de cité unique au monde et qui de plus agrandira sa belle et fameuse renommée de Reine de la mer. Une autre jouissance encore pour moi, c'est de démontrer à ma patrie, qu'elle peut se créer d'abondantes ressources en utilisant pour la culture des plaines marécageuses et stériles et que les dépenses seront remboursées avec usure. J'éprouve en outre une satisfaction bien innocente à prouver que Venise déjà si forte, si inexpugnable, si opulente, peut le devenir davantage, et aussi mieux aérée, quoiqu'on y respire un air très pur. Tous ces plaisirs reposent sur le désir d'être utile, et qui pourrait y trouver à redire?

J'ai d'autres sujets de contentement : la mauvaise fortune avait enlevé à mes petits-fils une partie considérable de mes revenus. Sans me tourmenter l'esprit ni me fatiguer le corps, je demandai à l'agriculture les moyens de réparer mes pertes, et cette heureuse inspiration accrut du double mon bien. Je songe encore avec une vive satisfaction à l'utilité réelle qu'on retire de mon Traité sur la sobriété. En puis-je douter, quand on me l'atteste de toute part, quand je reçois maintes lettres portant qu'après Dieu, c'est à moi que l'on doit la vie. J'écris beaucoup sur l'architecture et l'agriculture, pour être utile à mes semblables, et j'ai l'avantage d'écrire de ma propre main. Je suis heureux aussi de converser avec des hommes d'une belle et haute intelligence dont la société m'instruit, quelque âge que je sois. Mon existence est double, pour ainsi dire, terrestre quand j'agis, céleste quand je pense. Je jouis de l'une, grâce à ma sobriété, et de l'autre, grâce à une pensée qui me captive uniquement, et qui est pour moi une source de bonheur, puisqu'elle envisage un but sublime, la vie future. A cette hauteur, mon esprit ne peut plus s'abaisser aux viles choses de ce monde comme est la mort de notre corps ; il est tout entier absorbé par la contemplation de la vie céleste.

J'attends donc sans chagrin la fin du bonheur dont je jouis sur cette terre, puisque alors commencera pour moi une autre vie glorieuse et immortelle. Mon exemple n'est-il pas bien fait pour séduire ? La même faveur, la même espérance est réservée à ceux qui

mèneront la vie que j'ai menée et qui est accessible
à tous, car je ne suis qu'un homme, je ne suis pas
un saint. Bien des gens embrassent la vie de recueil-
lement et de prière ; oh ! s'ils embrassaient aussi pleinement la vie réglée et sobre, comme ils se rendraient
encore plus agréables à Dieu ! Vénérés ici-bas à l'égal
des anciens Pères de l'Église, ils prolongeraient jusqu'à 120 ans leur vie honorée ; on les verrait toujours bien portants, gais, satisfaits, tandis que pour
la plupart ils ont une mauvaise santé et sont tristes,
mécontents. Quelques-uns s'imaginent que ces incommodités leur sont envoyées par la volonté divine,
afin que dans cette vie ils expient leurs péchés.
Selon moi, ils se trompent, je ne puis supposer que
Dieu regarde comme un bien que l'homme, objet
de sa prédilection, vive malade, triste, affligé ; il le
veut au contraire bien portant, gai, satisfait : si les
religieux adoptaient cette vie sobre, le monde serait
plus beau qu'il ne l'était, même au temps des Pères
de l'Église, car les couvents sont beaucoup plus répandus aujourd'hui qu'ils ne l'étaient naguère, et
on y verrait (admirable spectacle) quantité de vieillards vénérables. Manqueraient-ils, pour cela, au régime prescrit par leur religion ? Non, ils ne feraient
que le rendre plus sévère. Passé trente ans, ils devraient vivre simplement de pain trempé dans du
vin, de panades et d'œufs : c'est le véritable régime
pour conserver bien portant l'homme de complexion
délicate, d'ailleurs plus large que le régime suivi par
les saints Pères de l'antiquité dans les déserts où ils
mangeaient seulement des fruits sauvages et des ra-

cines d'herbes, et buvaient de l'eau pure. Et cependant ils prolongeaient leur existence, bien portants, enjoués et satisfaits. Ainsi feraient les Pères de nos temps, et par là ils trouveraient plus aisée la voie qui mène au ciel toujours ouvert à tout fidèle chrétien.

Je termine tout ce raisonnement par cette conclusion : La vieillesse est un âge béni et comblé de grâces et de faveurs. J'ai ma part de ces faveurs, et dans un sentiment charitable, j'exprime hautement la satisfaction que j'éprouve à écrire cet opuscule. Plein d'admiration pour les précieux dons attachés à la vieillesse, je veux persuader à chacun d'embrasser la vie réglée et sobre, si belle, si digne d'éloges qui conduit à cet âge heureux. Et c'est pour elle que je m'écrie avec enthousiasme : Vivez, vivez longtemps pour devenir meilleurs serviteurs de Dieu.

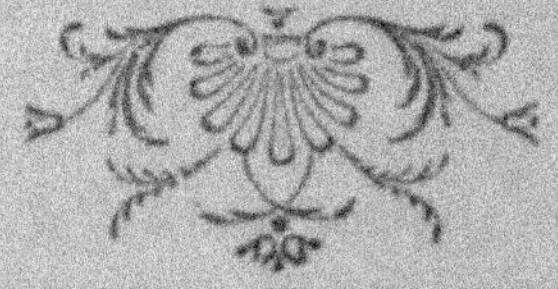

CHAPITRE IV

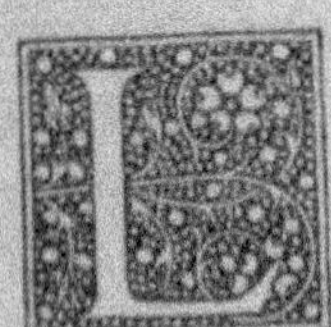

'INTELLIGENCE de l'homme, il faut l'avouer, a quelque chose de divin. Ne fut-il pas divinement inspiré quand il trouva, grâce à l'écriture, le moyen de converser avec une personne éloignée de lui? Et la nature aussi ne se montra-t-elle pas divinement généreuse, quand elle permit qu'on pût voir un absent avec les yeux de la pensée, comme je vous vois, Monseigneur? Je profiterai de cet avantage pour vous entretenir d'une matière agréable et très utile. C'est, j'en conviens, un sujet que naguère j'ai traité moi-même, mais je n'avais pas comme aujourd'hui 91 ans. Je ne laisserai pas échapper cette occasion de proclamer que, plus grandit le nombre de mes années, plus s'améliore ma santé, ce qui surprend tout le monde. Je sais la cause de ce bonheur, je veux la faire connaître et démontrer qu'après 80 ans, on peut, comme moi, posséder le paradis sur terre, à la seule condition d'observer la tempérance, cette vertu si chère à Dieu.

Je vous dirai donc, Monseigneur, qu'un de ces jours derniers, je reçus la visite de plusieurs docteurs distingués de ce pays, médecins ou philosophes, qui venaient se renseigner sur mon âge, ma façon de vivre et mes habitudes. Ils savaient que plein de santé et de vivacité, je possède encore toute la perfection de mes sens, une mémoire entière, une intelligence nette, enfin une voix pleine et des dents intactes.

Ils savaient encore, que, huit heures par jour, j'écris des traités utiles à mes semblables, et que le reste du temps je chante ou je me promène.

Oh! Monseigneur, que ma voix est devenue belle! si vous m'entendiez chanter mes oraisons, avec accompagnement de lyre, comme faisait David, vous y trouveriez un grand plaisir, j'en suis certain, tant ma voix a pris d'éclat!

Ces docteurs, dans le cours d'un long entretien, s'émerveillaient de ma facilité à écrire, principalement sur des matières qui réclament tant d'intelligence et de force d'esprit. Et à vrai dire, Monseigneur, j'éprouve à écrire un plaisir incroyable qui s'accroît encore quand je songe à l'utilité de mes écrits. On ne pouvait, disaient-ils, voir en moi un vieillard, puisque mes facultés étaient celles d'un jeune homme, tandis que les vieillards de quatre-vingts ans souffrent de goutte, de catarrhe ou de quelque autre infirmité, et pour s'en délivrer sont réduits à s'embarrasser continuellement de pilules, cautères purgatifs et autres remèdes excessivement désagréables. Que si l'un d'eux est exempt d'infirmité, il a quelqu'un des sens affaibli ou bien il ne peut plus marcher et ressent un tremblement de mains; il ne possède plus l'intégrité de sa mémoire et de son intelligence, ou enfin ne jouit pas, comme moi, d'une vie heureuse, enjouée et satisfaite. Une particularité singulière de mon organisation excitait surtout leur étonnement, c'est que depuis cinquante ans j'eusse réussi à conserver la vie malgré une incommodité extrêmement grave et pour moi inévitable. La nature en effet m'a doué d'une propriété tellement bizarre que, pendant les deux mois de juillet et d'août, je ne peux boire d'aucune espèce de vin, de n'importe quel cru. A cette époque, le vin devient absolument nuisible et désagréable à mon palais et me fait mal à l'estomac, en sorte que, privé de vin, ce lait du vieillard, je ne sais que boire, car l'eau altérée par quelque préparation et dénuée de la vertu du vin m'est défavorable. Alors, manquant de boisson et l'estomac dérangé, je mange extrêmement peu.

Ce défaut de nourriture et la privation de vin me réduisent, vers la fin d'août, à un état de faiblesse déplorable que ni le bouillon de poulet, ni aucun remède ne peut combattre, et cette faiblesse devient telle que je touche presque au tombeau. Ces docteurs concluaient donc que si le vin nouveau dont j'ai toujours provision au commencement de septembre venait à tarder ce serait pour moi une cause de mort. Ce qui les surprenait davantage, c'est que ce vin nouveau eût la vertu de me rendre en deux ou trois jours la vigueur que m'avait enlevée l'usage du vin vieux, et ils furent, ces jours-ci, témoins du fait même auquel on ne pourrait ajouter foi sans l'avoir vu. Nous autres médecins, continuaient-ils, nous vous connaissons depuis bien des années, et nous avions jugé que vous ne pourriez, avec le progrès de l'âge, et atteint d'une incommodité aussi grave, vivre plus d'un an ou deux, et cependant cette année vous avez moins souffert qu'habituellement.

Cette particularité et tant d'autres privilèges de santé dont je jouis, les avaient induits à conclure que toutes ces faveurs réunies étaient une faveur spéciale que la nature m'avait accordée en naissant, et pour prouver la justesse de leur conclusion (fausse puisqu'elle n'est pas fondée sur des raisons ni des bases solides, mais sur des opinions personnelles), ils s'élevaient à des considérations très belles et de la plus haute importance.

Certes, Monseigneur, l'éloquence a une grande force sur un esprit distingué, elle a une telle force qu'elle fait croire à la réalité de ce qui n'est pas et ne peut être. J'avais un vif plaisir et j'éprouvais un charme singulier à entendre une semblable thèse dans la bouche de semblables personnes. Je n'en pénétrai pas moins la fausseté de leur conclusion et j'observai avec plaisir en cette occasion que l'âge et l'expérience ont la vertu d'instruire même un ignorant. Ainsi vous voyez, Monseigneur, comme les hommes se trompent dans leurs opinions, quand elles ne sont pas appuyées sur des bases réelles. Et moi, pour les ramener au sentiment de la vérité, je leur dis que la grâce dont je jouis n'est pas une grâce spéciale, mais accessible à tout individu, attendu que je ne suis qu'un homme comme les autres, composé des quatre éléments, possédant avec la vie l'intelligence et la raison que Dieu a données à l'homme, sa créature favorite, afin qu'il se conservât longtemps en santé.

Dans sa jeunesse, continuai-je, il obéit moins à sa raison qu'il ne se laisse entraîner par les sens; mais vers l'âge de quarante ou cinquante ans, il doit savoir que s'il est arrivé à la moitié de la vie, grâce à la jeunesse et à un estomac vigoureux, ces dons naturels qui l'ont aidé à gravir ce versant de l'âge, il lui faut descendre l'autre versant qui aboutit à la mort, avec la défaveur de la vieillesse. De là, nécessité de changer de régime pour le manger et le boire, d'où dépendent la santé et la durée de la vie; et comme la première moitié de la vie a été toute sensuelle et désordonnée, la seconde moitié doit être soumise à la raison et à la règle, parce que, sans règle, rien ne peut se conserver, et la vie de l'homme moins que toute autre chose. C'est ainsi que parvenu à l'âge mûr, pour éviter tout excès dangereux, je m'adonnai à la sobriété. J'eus de la peine, il est vrai, à renoncer à la vie déréglée que je menais. Je commençai par prier Dieu de m'accorder la vertu de tempérance; en outre, sachant que la volonté ferme rend plus aisé l'accomplissement d'une entreprise belle mais difficile, je pris la résolution énergique de ne pas reculer dans l'exécution de mon projet. Alors, en même temps que je m'écartais du désordre, je cultivais de jour en jour avec plus de zèle la vie réglée. Grâce à cette méthode rigoureusement suivie, l'exercice de la sobriété ne m'a pas été pénible, bien que j'aie dû adopter le régime le plus sévère quant à la qualité et à la quantité des aliments et des vins.

Mais pour les gens doués d'une bonne constitution, ils pourront user de beaucoup d'autres sortes d'aliments, manger davantage et aussi boire d'autres vins. Par là, tout en menant une vie sobre, ils auront un régime plus varié que le mien.

Mes raisons entendues et les preuves examinées, les docteurs conclurent unanimement que toutes mes paroles étaient l'expression de la vérité. Un des plus jeunes dit qu'il convenait que la grâce fût universelle, mais que du moins j'avais eu la grâce spéciale de pouvoir aisément renoncer à un genre de vie accoutumé et en adopter un autre, changement que, par expérience, il trouve praticable, mais aussi difficile pour lui qu'il semblait avoir été facile pour moi. Je lui répondis qu'étant homme comme lui, je n'avais pas trouvé la conversion si aisée, mais qu'il n'est pas honorable à un esprit généreux d'abandonner une belle entreprise à cause des obstacles, que plus il y rencontre de difficultés, plus il acquiert de gloire et fait une chose agréable à Dieu.

Il sait, ce Dieu, que, passé l'âge de quatre-vingts ans, l'homme entièrement délivré des fruits amers de la sensualité, est comblé en revanche des fruits de la raison, en sorte qu'il délaisse nécessairement vices et péchés. Aussi Dieu désire-t-il qu'on vive longtemps, et il a décidé que celui qui vivrait jusqu'au terme naturel de cent ans, achèverait son existence sans maladie et par dissolution. Pour moi, je n'en doute pas, je mourrai en chantant mes oraisons. Du reste je ne suis pas tourmenté par l'horrible pensée de la mort, je sais pourtant que mon âge m'en rapproche chaque jour ; mais je songe que je suis né pour mourir et que bien des gens sont morts moins âgés que moi.

Je ne suis pas troublé non plus par une autre pensée, compagne de la précédente, la crainte des châtiments qu'on subit après la mort pour expier ses fautes, parce que je suis bon chrétien et que j'ose croire que j'en serai affranchi par le sang très sacré du Christ. Oh ! que ma vie est belle et que ma fin sera heureuse !

A ces paroles, le jeune docteur ne répliqua rien, sinon qu'il était résolu à embrasser la vie sobre pour faire dans le bien autant de progrès que moi. Il ajouta que, s'il avait eu un grand désir de vieillir, maintenant il désirait arriver promptement à la vieillesse, afin de jouir plus vite d'un âge aussi agréable.

Je termine, très respectable seigneur, par quelques autres considérations. Beaucoup de gens sensuels prétendent qu'en composant le Traité de la vie sobre, j'ai perdu mon temps et qu'on ne le mettra pas plus en pratique que celui de la République de Platon. Cette conclusion m'étonne beaucoup de la part de gens qui ont lu précisément dans ce traité que je me suis exercé à la vie sobre bien des années avant de l'écrire, et ne l'ai composé qu'après avoir reconnu par expérience combien sa pratique est facile, avantageuse à la santé et favorable à la vertu. Pour faire apprécier tout le mérite de ce régime auquel j'étais si redevable, j'écrivis par reconnaissance un traité dont la lecture a inspiré à beaucoup de personnes le goût sincère de la sobriété. Les gens sensuels soutiennent encore que quand un homme meurt jeune, c'est parce qu'il est arrivé au terme de sa vie marqué par Dieu, et ils allèguent en faveur de leur opinion ce passage de l'Écriture sainte : « Dieu a déterminé le terme de la vie de l'homme et l'homme ne peut le dépasser. » Cette expression ne s'applique pas à la mort de l'individu en particulier, mais doit s'entendre du terme commun à tous les hommes, et fixé par Dieu à l'âge de cent ans environ ; c'est là le terme qu'on ne peut dépasser, même à la faveur de la tempérance [1]. Comprendre, comme ils le font, que ce terme s'applique à l'homme qui meurt avant le temps, c'est supposer Dieu partial, injuste, ne laissant pas l'homme jouir de l'âge le plus

[1]. Des hommes laborieux et patients ont recueilli, à des époques diverses, dans divers pays, la statistique des centenaires, pour transmettre à la postérité les noms de ceux qui ont dépassé l'âge de cent ans. Nous citerons les ouvrages suivants :

Histoire des personnes qui ont vécu plusieurs siècles et qui ont rajeuni, avec le secret du rajeunissement, tiré d'Arnauld de Villeneuve, par De Longeville Harcouet. *Paris*, 1715. In-12 de 343 pages.

Almanach de la vieillesse et des centenaires, ou durée de la vie humaine jusqu'à cent ans et au delà, démontrée par des exemples sans nombre tant anciens que modernes, par Augustin-Marie Lottin. *Paris*, 1761 à 1773, 12 vol. in-16.

Human Longevity : recording the name, age, place of residence and year of the decease of 1712 persons who attained a century and upwards, comprising a period of 1733 years, with anecdotes of the mort remarquable, by James Easton. *Salisbury*, 1799, in-8° de xciv et 292 pages.

Galerie des centenaires anciens et modernes, par Ch. Lejoncourt. *Paris*, 1842, in-8° de 250 pages.

(Note des éditeurs.)

parfait qui commence après quatre-vingts ans, parce
que cet âge plein de raison, d'expérience, de sagesse,
de bonté et de charité est affranchi du péché et par
cela même si cher à Dieu.

On doit croire que Dieu désire que tout homme
jouisse d'un âge si agréable et lui donne dans ce but
la raison nécessaire pour y arriver. Mais l'homme ne
veut pas renoncer aux plaisirs des sens, à la gourmandise, et c'est pour cela qu'il meurt prématurément.

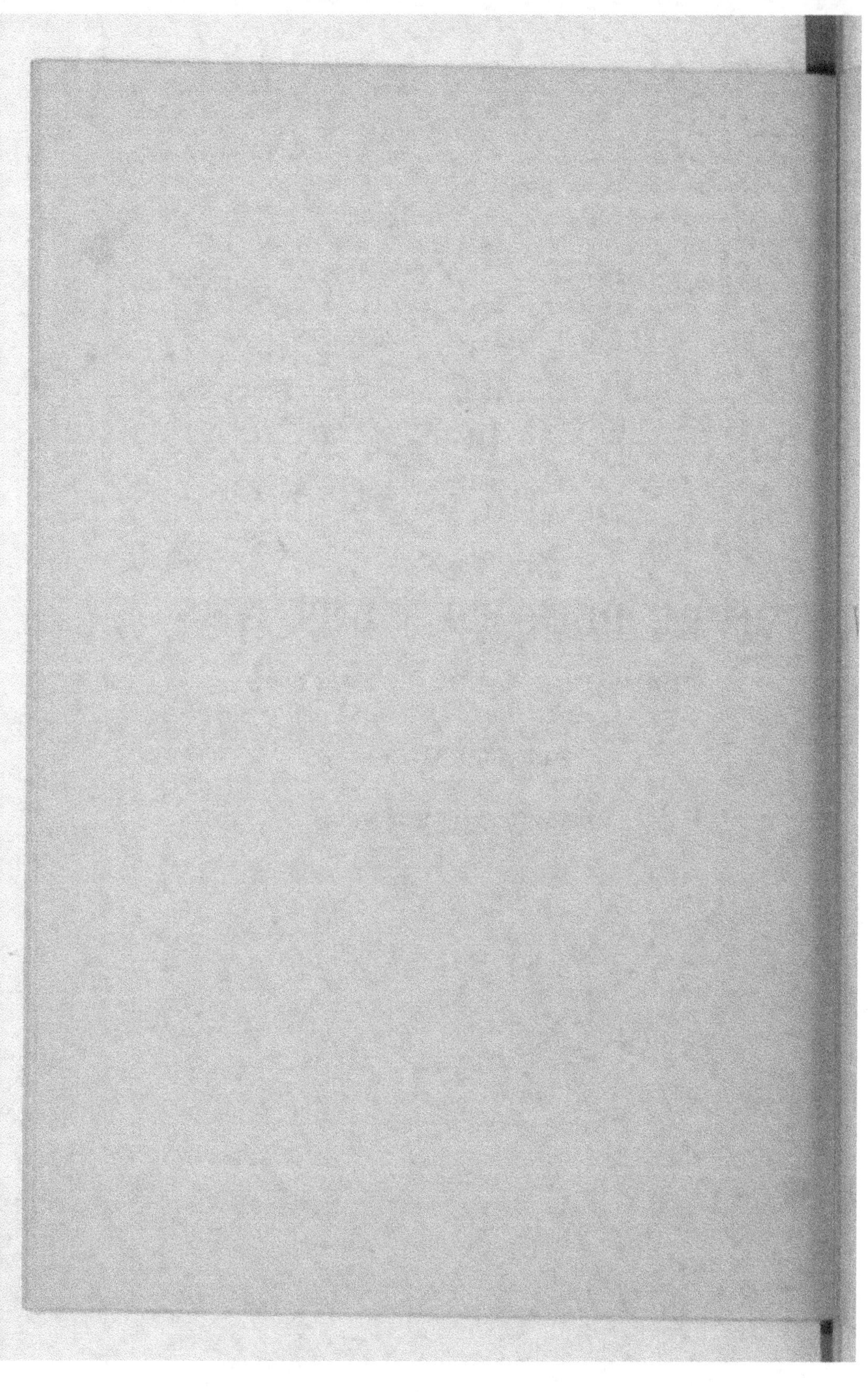

III

LE VRAI MOYEN

DE

VIVRE PLUS DE CENT ANS

DANS UNE SANTÉ PARFAITE

Par LESSIUS

TRADUCTION FRANÇAISE

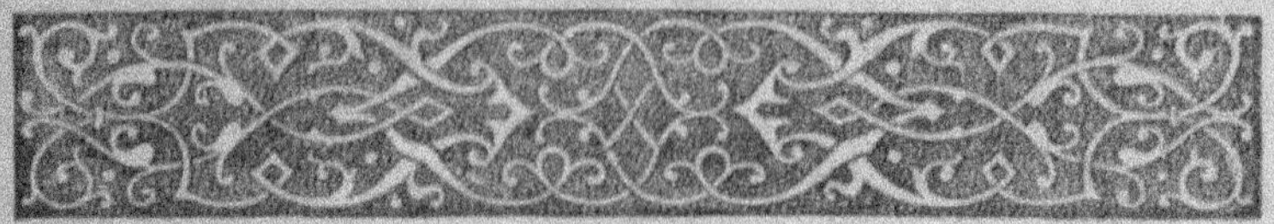

CHAPITRE PREMIER

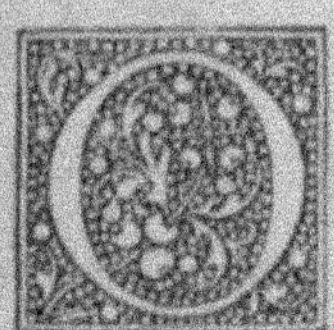ON a fait jusqu'ici de savants et d'amples écrits sur les moyens de se conserver dans une santé parfaite. Mais ils sont remplis de tant d'ordonnances, ils exigent tant de précautions sur le boire et sur le manger, sur l'air, le sommeil, les exercices, les saisons; ils prescrivent tant de sortes de remèdes, que, pour observer toutes ces choses, il ne faut pas moins que des soins continuels. Une telle sujétion est sans doute un véritable esclavage.

D'ailleurs, on ne va presque jamais à la cause principale des maux; comment ces remèdes pourraient-ils avoir quelque effet? Les hommes veulent manger à leur aise de tout ce qui est le plus de leur goût, sans nulle autre mesure que leur appétit, sans nulle autre règle que leur sensualité. Dussent-ils donc suivre ces ordonnances et ces observations, elles ne leur seraient d'aucun usage. La plupart des hommes abandonnent tout, et même leur santé, à ce qu'ils nomment le hasard [1]. Ils se fondent sur ce proverbe trivial : *Qui vit médicinalement vit misérablement*. Ils regardent comme une misère de ne pouvoir manger avec excès de tout ce que les autres mangent, de n'oser jamais suivre leur appétit entièrement. Ils mangent donc des deux et trois fois le jour de toutes sortes de choses, et souvent même par delà leur appétit. Après de tels repas, ils s'appliquent quelques heures à des occupations où l'esprit a plus de part que le corps [2] ; et ils ne s'avisent jamais de se purger en de certains temps, à moins que quelque incommodité pressante ne les y oblige. Ils se croient dans la meilleure disposition du monde, tant qu'ils ne sentent aucun mal. Ils ne laissent pas de se remplir peu à peu d'humeurs et de crudités dangereuses qui s'accroissent avec le temps, se corrompent et en deviennent plus malignes. A la plus légère occasion de chaleur, ou de froid, ou de vent, ou de promenade, ou de quelque autre exercice, ou de quelque sorte d'excès, ou d'incommodité que ce puisse être, ces crudités et ces humeurs s'enflamment et causent des maladies mortelles.

J'ai vu mourir par là plusieurs personnes illustres à la fleur même de leur âge, et qui auraient pu vivre longtemps très utiles au public par leur érudition, ou par

1. Mais ce prétendu hasard n'est pas moins qu'une disposition d'événements réglés de toute éternité par la providence de Dieu, et qui n'arrivent que dans les temps marqués par cette même providence.

2. Rien n'est plus capable d'empêcher la digestion des aliments que le travail de l'esprit. Cette application détourne une partie des esprits qui servent à cette digestion.

des actions aussi glorieuses pour eux-mêmes qu'avantageuses aux autres, et mériter pour le ciel une bien plus glorieuse couronne, s'ils eussent eu plus de soin de ménager leur santé. Combien y en a-t-il, et dans le cloître et dans le siècle, qui souvent ne sont incapables, par leur mauvaise santé, de s'appliquer à l'étude et aux autres fonctions de l'esprit, comme ils le souhaiteraient eux-mêmes et comme le demanderait l'état ou ils sont appelés, que faute de savoir l'utilité d'un bon régime.

C'est ce que j'ai remarqué depuis plusieurs années en divers lieux, et ce qui m'a fait penser que ce serait rendre au public un service qui pourrait n'être pas peu considérable que de proposer aux hommes le moyen de se conserver toujours dans une santé parfaite.

J'en ai fait l'expérience moi-même.

De savants médecins ne jugeaient pas que je pusse encore vivre plus de deux ans. Je me prescrivis un régime qui me guérit de plusieurs maux et qui me rendit la santé. Je me suis encore rendu par là capable de choses qui n'ont point de rapport aux sens.

Quelques autres de notre compagnie et d'ailleurs se conservent, depuis très longtemps, par le même régime, dans une entière vigueur d'esprit et de corps. On en a vu beaucoup d'exemples dans des saints et des philosophes des siècles passés. Ce régime de vie consiste principalement dans une certaine mesure de boire et de manger, qui, loin de surcharger, d'affaiblir et d'altérer notre tempérament, y soit si propre et si proportionnée, qu'elle ne fasse au contraire qu'en réparer les forces et les augmenter.

Dans le temps que je pensais à faire ce traité, il me tomba entre les mains un écrit sur la vie sobre, composé en italien par un homme de qualité, de Venise, nommé Louis Cornaro. C'était un homme d'une grande réputation, qui avait beaucoup de bien, et encore plus d'esprit, et qui était marié. Il rapporte avec tout l'agrément possible le régime qu'il s'était prescrit : il en fait voir les avantages et les prouve très clairement par une longue expérience. Je lus ce petit écrit avec beaucoup de plaisir et le crus très digne d'être traduit. Je le traduisis donc, et ce fut en latin, pour le rendre intelligible dans toutes sortes de pays; et, comme pour y servir de préface, je crus y devoir mettre à la tête ce petit traité.

Quoique je fasse profession de théologie et non de médecine, ce traité ne doit point paraître étranger à mon ministère. D'ailleurs, j'avais autrefois quelque teinture de la théorie de la médecine; et cet art n'est point éloigné de l'emploi d'un théologien. Il ne s'agit pas ici de moins que de la tempérance, cette vertu si belle; que de faire voir en quoi elle consiste, quel en est le juste milieu, quelle est la mesure précise de son objet, comment on peut la trouver, quels sont enfin les avantages de cette vertu. Toutes ces vues ne sont donc point tellement du ressort de la médecine, qu'elles n'appartiennent encore en quelque manière à la théologie et à la philosophie morale. La fin que j'y ai principalement en vue est très digne d'un théologien. C'est de donner lieu à quantité de personnes de piété, soit dans le cloître ou dans le monde, de servir longtemps le Seigneur avec plus de facilité, de joie, de ferveur et même de plaisir, mais d'un genre tout spirituel, et de mériter par là, pour toute l'éternité, une bien plus grande gloire. Il est incroyable avec combien de liberté et de consolation intérieure ceux qui mènent une vie sobre sont appliqués à la prière, à la célébration du saint sacrifice de nos autels, à la lecture et à la méditation de l'Ecriture sainte, quelque peu éclairés qu'ils puissent être d'ailleurs sur ces sortes de choses [1].

Tel est mon principal motif dans ce traité et ce que j'y recherche le plus.

De quelle conséquence encore ne peut-il point être à d'autres pour le progrès de leurs études et pour le succès de leurs autres affaires, à quoi l'esprit et le génie ont le plus de part !

Nous essayerons, dans la suite de cet écrit, de mettre en un plus grand jour toutes ces choses et leurs avantages. De quelque manière donc que l'on considère ce traité, on n'y trouvera rien qui ne convienne avec l'emploi d'un théologien. Telles sont encore une fois les vues que je me suis proposées dans ce petit ouvrage.

---

1. La raison en est naturelle : c'est que l'excès de nourriture envoie à la tête quantité de fumées qui offusquent le cerveau, qui est comme le siège de l'âme, et par conséquent sont un obstacle à ses opérations.

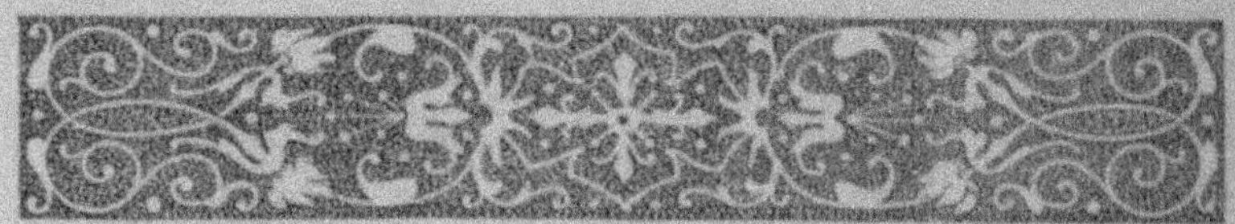

CE QUE C'EST QUE LA VIE SOBRE, ET QUELLE EST LA MESURE
CONVENABLE DU BOIRE ET DU MANGER.

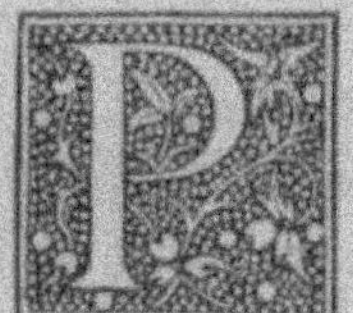

POUR entrer en matière, nous dirons ce que l'on entend ici par *vie sobre*, comment on peut déterminer la juste mesure de son objet, quels sont les fruits qu'on peut en recueillir.

Nous entendons ici, par les termes de *vie sobre*, un usage modéré du boire et du manger, selon le tempérament du corps et sa disposition actuelle, par rapport même aux fonctions de l'esprit. Nous nommons encore *vie sobre, une vie d'ordre, de règle et de tempérance*, et nous ne prétendons par ces différents termes faire entendre que la même chose.

Mais il ne faut pas laisser d'éviter avec soin toute autre sorte d'excès, comme de chaleur, de froid, de travail, etc., qui altèrent la santé et qui sont un obstacle aux fonctions spirituelles.

Cette mesure doit être différente selon la différence de l'âge, de la complexion, de l'humeur qui domine, et selon que l'on est d'une bonne ou d'une mauvaise santé. Comme les estomacs n'ont pas tous la même capacité, on doit y proportionner les aliments. Cette proportion consiste dans une telle mesure qu'elle suffise pour nourrir le corps, et que la digestion ne s'en fasse pas moins parfaitement, dans les occupations du corps ou de l'esprit à quoi chacun peut être destiné.

Je dis : dans les occupations de l'esprit et du corps, les unes demandant bien moins de nourriture que les autres. Les premières sont un obstacle à la prompte digestion ; dans le temps qu'elles détournent les puissances de l'âme, elles suspendent en quelque manière les puissances inférieures. Nous l'éprouvons toutes les fois qu'une forte attention à l'étude ou à la prière nous empêche d'entendre l'horloge ou de voir ce qui est devant nos yeux. Souvent donc, il faut la moitié moins de nourriture dans les exercices de l'esprit qu'en ceux du corps, de quelque âge et de quelque tempérament que l'on puisse être.

Toute la difficulté consiste à trouver cette mesure précise. C'est aussi ce que marque saint Augustin [1].

« Quand, dit-il, nous venons à goûter cette espèce de plaisir, nécessairement attaché à l'usage des viandes qui servent à réparer les forces de notre corps et à le nourrir, qui pourrait exprimer comment ce plaisir que nous y trouvons, principalement lorsqu'on nous sert des mets capables de l'exciter, ne nous permet pas de sentir jusqu'où va le simple besoin, et nous en cache tellement les salutaires bornes, qu'il ne manque presque

[1]. Contre Julien, ch. XIV.

jamais de nous les faire passer? Quoique la nature ait alors ce qui lui suffit, nous nous imaginons que ce qu'elle a ne lui suffit pas, et nous croyons faire pour la santé ce que la sensualité seule nous fait faire. Le plaisir que nous goûtons nécessairement nous fait ignorer où finit le simple nécessaire. »

Nous parlerons donc, dans le second article, et de cette mesure et des moyens de la trouver.

Mais au moins, diront quelques-uns, il n'est pas besoin que ceux qui sont dans des monastères prennent soin de se prescrire là-dessus aucune mesure; leurs supérieurs l'ont fait avec prudence et discrétion : ils ont déterminé, selon la différence des temps, une certaine quantité de viande, d'œufs, de poissons, de légumes, de riz, de beurre, de fromage, de fruits, de bière ou de vin. Nous pouvons donc, diront-ils, prendre de toutes ces choses en assurance, et sans craindre d'y passer les bornes d'une juste mesure.

Ces sortes de personnes ne croient pas que les catarrhes, les rhumes, les maux de tête et d'estomac, les fièvres et les autres maladies dont ils sont souvent tourmentés, viennent d'excès dans le boire ou dans le manger. Ils les attribuent aux vents, à la malignité de l'air, à des veilles, à des excès de travail, ou à de semblables causes étrangères. Il est évident qu'ils se trompent; la même quantité de nourriture ne saurait être également proportionnée à tant de tempéraments si différents. Ce qui peut n'être précisément que ce qu'il faut à telle personne jeune et robuste peut être deux ou trois fois plus qu'il ne faudrait à telle autre qui a plus d'âge et moins de force. C'est ce qu'après Aristote enseigne si bien saint Thomas [1], et qui est assez clair de soi-même. Si les supérieurs de monastères ont cru devoir ordonner une telle quantité de nourriture, c'était seulement afin qu'elle pût convenir même aux plus robustes mais que les autres n'en prissent que ce qu'il leur en faudrait, et que, par rapport à ce qu'ils laisseraient, ils pussent avoir le mérite de la tempérance. Il n'est pas difficile d'en suivre les règles tant que l'on n'a point occasion de ne les pas suivre; mais d'être tempérant, quand on pourrait ne le pas être, et de réprimer l'intempérance dans l'usage des choses les plus capables de l'irriter, c'est ce qui n'est pas si facile, principalement aux jeunes gens et à ceux qui n'ont point encore fait d'effort pour vaincre cette passion. Aussi est-ce quelque chose de bien agréable à Dieu que de la surmonter. C'est même pour augmenter le mérite de la tempérance que l'on donne, dans quelques monastères, plus de nourriture et plus diversifiée que ne le permettraient les bornes de cette même tempérance [2].

Nous en avons un exemple illustre dans la vie de saint Pacôme, écrite depuis cent vingt ans, avec beaucoup de fidélité, et marquée, selon Surius, le quatorze mai. On y rapporte que dans ces monastères, principalement dans ceux où il y avait des jeunes gens, il voulait qu'on leur servît non seulement du pain avec du sel, mais encore quelque autre chose; en sorte

1. *Seconde Quest.*, XIV, art. 6.
2. Il faut cependant convenir que le plus sûr serait sans doute de ne se faire servir précisément que ce que permettent les bornes d'une tempérance exacte. On n'en aurait pas moins de mérite.

que si la plupart de ces saints solitaires s'en abstenaient, et qu'ils se contentassent de pain et de sel, ou de quelque fruit, il ne tînt qu'à eux de manger quelque chose de plus ou de s'en abstenir, et qu'en cas qu'ils s'en abstinssent par mortification, et dans la seule vue de Dieu, ils n'en eussent que plus de mérite. Il est plus difficile de s'abstenir d'un mets que l'on a devant les yeux, dont on peut user, et qui par sa présence excite l'appétit, que s'il n'était pas présent.

On peut voir là-dessus quantité d'autres choses dans Jacques de Paz, sur la mortification des sens [1].

C'est une faible objection de dire que l'on donne ces choses pour récréer en quelque manière la nature. Cette récréation ne consiste pas à passer considérablement les bornes ordinaires de la tempérance, mais à réjouir le goût par l'agrément et la variété de ces viandes que l'on ne donne que rarement, et toujours selon la mesure de la sobriété, en sorte que l'appétit ne soit pas entièrement rassasié [2]. Dans quelques occasions que ce puisse être, pour peu que l'on passe les bornes d'une exacte tempérance, c'est toujours un mal : et c'est les passer que de manger de telle sorte que l'estomac ne puisse plus si bien digérer.

1. Jacques de Paz, *De la mortification de l'homme extérieur,* t. II, liv. III.

2. On peut ajouter à cela ce que dit saint Augustin : que Dieu n'a attaché quelque sorte de plaisir à l'usage de certaines fonctions purement animales, que pour lever en nous la répugnance naturelle que nous n'aurions pas manqué d'y avoir sans cet adoucissement ; mais que, s'il y a des choses que l'on ne puisse faire sans plaisir, on ne doit au moins rien faire dans la vue de ce plaisir.

CHAPITRE III

ES règles suivantes, tirées de l'expérience, peuvent nous servir pour trouver cette mesure :

La première est de ne prendre ordinairement qu'une telle quantité de nourriture qu'on puisse ensuite néanmoins s'en appliquer à des fonctions purement spirituelles, à la prière, à la méditation, à l'étude.

Il est clair que, dès qu'on ne le peut, on a passé les bornes de cette juste mesure. La nature et la raison demandent que l'on se nourrisse de manière que la faculté animale et la faculté raisonnable n'en soient point offensées. La nourriture doit être utile à ces deux facultés; et, loin d'être un obstacle à leurs fonctions, elle doit les leur faciliter. Lors donc que l'on se surcharge tellement de nourriture, que les sens, l'imagination, la mémoire, l'entendement, en sont moins libres dans leurs opérations, c'est une preuve que l'on a passé cette juste mesure. Cet obstacle vient surtout de vapeurs qui s'élèvent abondamment de l'estomac à la tête, et qui ne s'y élèveraient pas dans une telle abondance, si l'on ne passait point de telles bornes : tout le monde en a l'expérience. Ceux qui mènent une vie sobre sont aussi disposés à s'appliquer après le repas qu'auparavant.

C'est de quoi Cornaro rend souvent témoignage. C'est ce que j'éprouve souvent, et que plusieurs autres de notre compagnie ont reconnu comme moi par leur propre expérience. Ceux des saints Pères qui ne mangaient qu'une fois le jour le faisaient si sobrement, qu'ils n'en étaient pas moins disposés à s'appliquer à des choses purement spirituelles. Combien plus aisément le pourraient faire ceux qui prennent en deux fois la même quantité de nourriture [1] ?

J'ai dit que ces vapeurs qui offusquent la sérénité du cerveau, après le repas, viennent surtout de l'estomac. Quoique c'en soit la cause principale, ce n'en est pas la seule. Elles naissent non seulement des viandes que l'on vient de prendre et dont la digestion commence à se faire, mais encore d'une abondance de sang et d'humeurs qu'il y a dans le foie, dans la rate, dans les veines ; ces humeurs se fermentent ensemble et envoient quantité de vapeurs. La vie sobre corrige peu à peu cette réplétion et cette intempérie, et réduit tout aux termes convenables. Après le repas, il ne monte plus à la tête de ces sortes de vapeurs. Tant que les humeurs sont dans un équilibre parfait, on ne doit

---

1. Il faut avouer, cependant, que ceux mêmes qui vivent le plus de régime ne doivent point s'appliquer sitôt après le repas.

craindre aucune maladie, ni rien qui puisse être un obstacle aux fonctions spirituelles.

L'usage où sont plusieurs de ceux qui mènent une vie sobre, de se reposer et de dormir un peu après dîner, ne tire point à conséquence; ils ne le font que pour réparer un épuisement d'esprit causé par quelques travaux d'esprit ou de corps, et pour reprendre une vigueur nouvelle. Le sommeil sert à l'un et à l'autre; de plus, il est de très peu de durée, et, s'ils n'y étaient engagés par l'habitude ou par quelque abattement, ils pourraient aisément s'en passer. Quelques-uns prolongent un peu plus ce sommeil; mais c'est autant de rabattu sur celui de la nuit : ils partagent en deux reprises leur repos de chaque jour.

Il est cependant plus sain d'éviter le sommeil après dîner : c'est l'avis le plus commun des médecins.

La *seconde règle* est de *ne prendre qu'une telle quantité de nourriture qu'ensuite on ne ressente nul engourdissement, nulle pesanteur, nulle lassitude corporelle.*

Si l'on ne se sent alors dans une disposition aussi libre et aussi vive qu'auparavant, c'est une preuve que l'on a passé cette mesure convenable, à moins que ce ne soit l'effet ou le reste de quelques maladies. Bien loin que le boire et le manger doivent surcharger et affaiblir la nature, ils ne doivent au contraire que la rendre plus libre, plus gaie, plus animée. Ceux donc qui sont d'un tempérament à ressentir cette pesanteur, doivent examiner avec soin si cette incommodité vient d'excès de manger ou de boire, ou de tous les deux ensemble, et, après l'avoir découvert, en retrancher peu à peu, jusqu'à ce qu'ils soient parvenus à une telle mesure qu'ils n'en soient plus incommodés.

Plusieurs s'y trompent; ils mangent et boivent beaucoup; ils prennent même des choses très nourrissantes, et ils ne s'en plaignent pas moins de faiblesse. Ils s'imaginent que c'est faute de nourriture et d'esprits; ils demandent donc des viandes encore plus nourrissantes. Dès le matin, ils se hâtent de déjeuner, de peur, disent-ils, que, manque d'aliments, la nature ne tombe en défaillance. Ils se trompent encore une fois, et bien misérablement : ils ne font que surcharger d'humeurs leur estomac, qui n'en est déjà que trop chargé.

Loin que la faiblesse de ces sortes de personnes vienne d'inanition, elle ne vient que de réplétion. On peut le remarquer par l'enflure qu'elle leur cause et par le fonds même de leur tempérament. Cette abondance d'humeurs relâche par excès les muscles et les nerfs, qui sont les canaux des esprits; ces esprits sont comme les instruments de l'âme les plus universels et les plus immédiats dans les mouvements qu'elle communique au corps, et dans les sensations dont elle n'est capable à son tour que par l'entremise des organes corporels. Ils ne peuvent donc plus ni couler avec la même liberté, ni faire sur ces organes la même impression. Cette faiblesse, cette pesanteur du corps, cet engourdissement des sens, sont donc alors l'effet d'une espèce d'interception de ces mêmes esprits.

L'expérience l'apprend tous les jours dans la plupart de ceux qui sont ou replets, ou remplis de mauvais sucs. Souvent, pour avoir trop soupé, ils se trouvent le lendemain matin surchargés de quantité d'humeurs que le sommeil de la nuit n'a fait qu'entretenir; mais après s'être soulagés de beaucoup de pituite et d'autres superfluités, ou les avoir consumées par la diète, ils deviennent peu à peu plus libres, plus capables de toutes leurs fonctions; et cette vigueur croît jusqu'au soir, quoiqu'ils mangent très peu à midi et que même ils ne mangent rien. Si, dans le temps qu'ils sentent cet excès d'humeurs et qu'ils sont dans l'abattement qui en est une suite nécessaire, ils ne laissent pas de manger encore, principalement des choses de beaucoup de suc et en grande quantité, non-seulement ils demeurent dans leur incommodité, mais ils l'augmentent encore considérablement. Qui voudra donc avoir un libre usage de ses sens et de ses autres organes dans toutes ses opérations, même corporelles, doit faire assez de diète pour consumer toute humeur superflue.

Les esprits en couleront plus aisément dans toutes les parties du corps, et l'âme les en trouvera plus disposés à produire à son gré, dans les organes corporels, les mouvements divers qui conviennent à leurs différentes fonctions.

La *troisième règle* est de *ne point passer immédiatement d'une vie déréglée à une vie trop exacte, mais le faire insensiblement, et ne diminuer que peu à peu du boire et du manger, jusqu'à ce que l'on soit parvenu à une mesure incapable d'offusquer l'esprit et d'appesantir le corps.*

C'est ce que tous les médecins enseignent. Les changements trop subits, pour peu qu'ils soient considérables, causent toujours quelques préjudices. C'est comme une seconde nature, que l'habitude; on ne s'en défait qu'avec violence pour en suivre une toute contraire. Nous ressentons vivement et par conséquent avec peine et comme quelque chose d'opposé à la nature tout ce qui l'est à la coutume, tant qu'elle est encore dans sa vigueur. Il ne faut donc s'en défaire que comme par degrés. La mauvaise habitude s'affaiblit et se déracine peu à peu, comme elle s'était enracinée et fortifiée, et un tel changement fait si peu de peine dans la suite, qu'on ne s'en aperçoit presque pas.

La *quatrième règle* est fondée sur ce qu'*on ne peut déterminer une même quantité de nourriture proportionnée à chaque tempérament, à cause de la différence des âges, des forces et des aliments.*

Il semble donc que pour ceux qui ne sont plus jeunes, ou qui sont infirmes, c'est l'ordinaire assez de douze, treize ou quatorze onces de solide, comme de grain, de viande, d'œufs ou d'autres mets, selon ce qui convient à chacun, et autant ou un peu plus de liquide.

C'est l'avis de plusieurs médecins, fondé sur la raison et l'expérience, et ce n'est que pour ceux qui font moins d'exercice de corps que d'esprit.

Cornaro approuvait tellement cette mesure qu'il se la prescrivit dès l'âge de trente-six ans, et qu'il s'y tint jusqu'à la fin de sa vie, qui en fut et plus longue et plus saine [1].

1. On peut objecter à cela que ceux qui sont sous un climat plus froid, tel que le nôtre, ne pourraient se contenter d'une

Plusieurs saints Pères des déserts, qui ne vivaient que de pain et d'eau, ne passaient point cette mesure, et la prescrivaient même dans presque tous leurs monastères comme une espèce de loi, selon ce qu'en écrit Cassien.

Quelqu'un demandait à l'abbé Moïse quelle devait être, selon les règles les plus exactes de la tempérance, la mesure ordinaire du manger. Nous savons, lui répondit-il, que nos anciens Pères ont souvent traité cette matière. Après avoir examiné les différentes sortes de tempérances que chacun observait en ne vivant presque jamais que de légumes, ou d'herbe, ou de simples fruits, ils y substituèrent du pain; mais en même temps ils en déterminèrent la mesure à deux petits, qui ne pesaient en tout qu'une livre. Cette quantité de pain, qu'ils déterminaient à chacun et qui, selon eux, devait suffire par jour, n'était donc que de douze onces. La livre chez les anciens était de douze onces précisément, et non pas de seize, comme parmi nous [1].

Quelques-uns croient que ces petits pains dont parle l'abbé Moïse étaient d'une livre chacun. Pour peu d'attention que l'on y fasse, on verra clairement que les deux ensemble n'étaient que d'une livre; il voulait marquer combien pesaient les deux ensemble et non pas séparément. D'ailleurs cette quantité de pain passait pour une mesure un peu trop juste; le même abbé Moïse le dit [2]. Mais si ces deux pains eussent été d'une livre chacun, c'eût été deux livres par jour; cette quan-

nourriture si frugale; c'est de quoi l'on ne peut disconvenir. Il ne prétend pas non plus, comme il le dit lui-même, en faire une règle générale. Cela ne va que du plus au moins.

1. L'abbé Moïse, *Conf.*, II, ch. xix.
2. Ch. xxi.

tité sans doute eût été plus que suffisante, principalement aux plus âgés. A qui pourrait ne pas suffire tant de pain par jour? Pourrait-on dire que qui en aurait mangé deux livres n'en aurait que peu mangé? Il serait au contraire surprenant parmi nous, qui sommes sous un climat bien plus froid, que quelqu'un mangeât deux livres de pain dans un seul repas; loin de passer pour sobre et pour abstinent, ne passerait-il pas au contraire pour intempérant?

De plus, ces deux petits pains étaient si peu capables de rassasier, que quelques-uns aimaient mieux s'en abstenir deux jours que de manger chaque jour avec les autres, afin de prendre ensuite une double portion et de satisfaire leur appétit. Le même Moïse le rapporte et le désapprouve.

D'ailleurs, qui pourrait dans un repas manger quatre livres de pain sec, c'est-à-dire, selon eux, quarante-huit onces, surtout s'il ne s'applique qu'à des choses spirituelles?

Enfin, selon ce qu'en rapporte le même abbé, dans le temps que Sérapion n'était encore qu'enfant, mais qui dans la suite devint abbé lui-même, après avoir mangé avec les autres deux petits pains à trois heures après midi, il avait encore faim et en dérobait un troisième, qu'il mangeait ensuite en secret. Y a-t-il jamais eu d'enfant qui ait pu manger trois livres de pain par jour?

Il paraît donc constant que chacun de ces petits pains n'était que de six onces, et que les deux ensemble n'étaient à peu près que d'une livre.

Si ces Pères jugeaient par une longue expérience

que ce fût assez par jour de douze onces de pain sans autre chose, et qu'ils soient même parvenus par cette diète à la plus extrême vieillesse, dans une parfaite santé et dans une entière vigueur de tous leurs sens, combien plus peuvent suffire six ou sept onces d'autres choses plus agréables au goût et plus succulentes que du pain sec. On peut ajouter qu'ils ne buvaient que de l'eau et que l'eau ne nourrit point comme la bière et le vin.

Enfin l'expérience fait voir clairement qu'il y a bien des gens qui mangent et boivent bien moins, et qu'ils ne laissent pas d'être suffisamment nourris [1].

Quoique le régime dont nous avons parlé jusqu'ici regarde plutôt les personnes infirmes ou âgées que les autres, je crois cependant qu'il serait aisé de prouver qu'il pourrait encore suffire à ceux qui se portent bien, qui sont d'un tempérament robuste et même dans la fleur de leur âge, s'ils sont appliqués à l'étude ou à d'autres choses de ce genre. La preuve en est dans une infinité d'exemples de saints, qui, même dès l'âge de quinze ou vingt ans, s'en sont tenus à cette mesure et quelquefois à moins, quoiqu'ils ne vécussent que de pain et d'eau, ou d'un peu d'herbe et de légumes.

Quelques-uns vivaient et très longtemps et très sainement, au milieu même de grandes peines d'esprit et de corps. Il y avait même quantité de monastères où cette mesure était prescrite comme une loi commune aux plus jeunes et aux plus âgés, et comme une mesure qui d'ordinaire devait suffire à chacun d'eux éga-

---

1. Supposé, comme il le sous-entend, toutes choses d'ailleurs égales.

CORNARO.   11

lement. Ces Pères donc, qui avaient une grande expérience de ces choses-là et qui savaient parfaitement ce que demande la nature, jugèrent que cette mesure suffisait à tout âge.

C'est l'avis de Cornaro; il le prouve même par son exemple, puisqu'il commença ce régime dès l'âge de trente-six ans [1].

Quelques-uns objectent que le potage emporte souvent huit ou neuf onces, et que comme il n'en reste plus alors que trois ou quatre de pain ou d'autre nourriture, il faudrait ou ne point manger de potage ou ne manger presque rien autre chose. Pour prévenir cet inconvénient, il n'y a qu'à manger moins de potage, et proportionner le solide avec le liquide, en les pesant séparément, de telle sorte que le tout ensemble ne passe point la mesure prescrite.

Mais notre dessein n'est pas de descendre dans ces minuties, il nous suffit d'avoir fait voir que cette mesure est raisonnable.

La *cinquième règle* regarde la *qualité des aliments*.

Il n'est pas nécessaire de s'en mettre fort en peine, quand on se porte bien et que la nourriture que l'on prend convient à la nature.

Presque toutes les viandes dont on use d'ordinaire conviennent à ceux qui sont d'un bon tempérament, pourvu qu'ils gardent une juste mesure. Tel peut vivre, et très longtemps et très sainement, de pain, de lait, de beurre, de fromage [2] et de bière, principalement s'il y est accoutumé dès l'enfance.

1. Voyez plus haut, p. 103.
2. Il faut cependant demeurer d'accord qu'à l'égard du fro-

Mais il faut s'abstenir de toutes choses malsaines, quelque agréables qu'elles puissent être, quand ce ne serait que de crainte d'en prendre par excès.

Presque toutes les choses trop grasses sont contraires à la santé. Elles relâchent trop l'estomac; elles en désunissent les forces, qui ne sauraient être trop réunies; elles empêchent la digestion des autres aliments; elles les font descendre de l'estomac à demi digérés; elles envoient à la tête quantité de fumées qui causent des espèces de vertiges, des toux, des asthmes et d'autres maux de poitrine.

Si les aliments ne se digèrent pas parfaitement, et en autant de temps qu'il en faut pour une parfaite digestion, quelque bon estomac qu'on puisse avoir, ils se tournent en mauvaises humeurs, et ces humeurs en bile et en crudités, toutes matières de fièvres.

Ceux qui s'appliquent à l'étude doivent manger sobrement, et proportionner le pain à ce qu'ils mangent d'ailleurs, pour empêcher, au moins en partie, les mauvais effets qui pourraient en arriver [1], comme les fluxions de tête, les vapeurs, les vertiges, les toux, les indigestions d'estomac, les enflures, les coliques, les tranchées, et tout ce qui peut être contraire au corps et à l'esprit.

mage, comme dit l'Ecole de Salerne (*Ecole de Salerne*, trad. nouvelle, Paris, 1880, p. 106), qui moins en mange est le plus sage; aussi bien que la noix, dont elle dit au même endroit qu'une vaut mieux que deux ou trois. Rien ne cause plus d'obstruction que l'un, et plus d'indigestion que l'autre.

1. Le pain empêche les autres aliments de se corrompre, de gâter l'estomac, et de rendre, par conséquent, l'haleine mauvaise.

Ce serait une folie d'acheter au prix de tant et de si grandes incommodités un plaisir aussi vil et d'aussi peu de durée que celui du boire et du manger. Rien ne marque davantage que l'on en est l'esclave que de s'y satisfaire, au risque d'en être incommodé.

Ce n'est pas que l'on ne doive jamais user de ces sortes d'aliments, quelque sobrement qu'on en use, comme font scrupuleusement quelques-uns, qui ne mangent ni choux, ni oignons, ni pois, ni fèves, ni fromage, de crainte d'amasser des humeurs mélancoliques, bilieuses, gluantes et capables de gonfler : seulement on ne doit en prendre qu'avec modération. Quand on n'en prend que peu ou rarement, ils ne peuvent incommoder, surtout s'ils sont agréables au goût ; et souvent ceux qui nuisent par leur excès sont utiles à la nature, si l'on en fait un usage modéré.

De toutes les sortes d'aliments, aucun ne convient mieux aux personnes infirmes ou avancées en âge qu'une espèce de panade avec un ou deux œufs : on peut vivre de cela seul et d'une vie aussi longue que saine. Cornaro le prouve par sa propre expérience. Les Italiens nomment *panade* une espèce de bouillie faite de pain, d'eau et de jus de viande cuits ensemble. Cette nourriture est une espèce de chyle presque aussi fait que celui qui se forme dans l'estomac par la coction des viandes. Cette panade est composée de choses très tempérées ; elle n'est point sujette, comme plusieurs autres, à se corrompre dans l'estomac. Enfin il s'en forme un sang pur, et dans une juste quantité.

On peut même aisément y ajouter de quoi la rendre ou plus chaude ou plus nourrissante. Aussi le Sage dit-il [1] « que le pain et l'eau sont le fondement de la nourriture de l'homme ». Il veut faire entendre par là que ces deux choses sont les plus propres à soutenir et à conserver la vie.

On pourrait au moins se passer de viande ou de poisson, et de tout ce qui peut d'ailleurs exciter l'appétit.

Plutarque [2] n'approuve pas l'usage de la viande. « On doit beaucoup, dit-il, en appréhender les crudités; elle charge extrêmement dès que l'on en a mangé, et elle laisse dans la suite de fâcheux restes. Il eût été bien plus avantageux d'accoutumer la nature à n'en point désirer. La terre produit assez de choses nourrissantes et agréables et qui, pour la plupart, n'ont pas besoin d'apprêt, et que l'on peut cependant diversifier d'une infinité de manières. »

Plusieurs médecins sont de cet avis, et l'expérience l'autorise.

Il y a beaucoup de nations chez qui l'usage de la viande est très rare et qui ne vivent principalement que de riz et de fruits : ils n'en vivent cependant que plus longtemps et plus sainement. Les Japonais, les Chinois, plusieurs régions de l'Afrique, et même les Turcs sont de ce nombre.

On le voit d'ailleurs chez une infinité de laboureurs et de gens de métier, qui d'ordinaire ne vivent que de pain, de beurre, de bouillie, de légumes, d'herbes, de fromage [3], et ne mangent de la viande que très rare-

---

1. *Eccl.*, 26.

2. Plutarque, *Du soin de conserver la santé.*

3. Mais il faut remarquer que ce fromage est d'ordinaire tout frais, et par conséquent bien moins malfaisant que les autres.

ment; ils ne laissent pas d'être sains et robustes et de vivre très longtemps [1].

On le peut voir encore dans l'histoire des anciens Pères des déserts et de tous les religieux de ce temps-là.

La *sixième règle* est de *s'abstenir de viandes trop variées et assaisonnées d'une manière trop recherchée.*

C'est la maxime la plus commune des médecins.

Cette variété excite toujours un nouvel appétit ; et, quoique souvent on mange trois ou quatre fois plus que le besoin ne le demande, il semble presque toujours que l'on n'a pas assez mangé.

De plus, comme les différents mets sont de nature différente, peu convenables au tempérament, et souvent contraire, parmi ces divers aliments, les uns se digèrent plutôt que les autres ; c'est ce qui cause de prodigieuses crudités dans l'estomac, et quelquefois des indigestions, des enflures, des coliques, des obstructions, des maux de reins, la gravelle, etc. Cet excès donc, et cette diversité de nourriture, causent, dans toute la masse du chyle dont se forme le sang, des crudités qui ne peuvent que se corrompre.

Disarius, qui était un savant médecin, et Socrate [2] conseillent de s'abstenir de ces sortes de mets et de boissons, qui excitent l'envie de manger et de boire au dela même du nécessaire.

Valériola, fameux médecin, dit « que rien n'est plus contraire à la santé qu'une nourriture trop abondante et trop diversifiée dans un même repas ».

1. Voy. *Régime de Pythagore*, p. 76.
2. Macrobe, *Saturnales*, liv. VII, ch. IV.

On peut encore voir là-dessus quantité de choses dans Macrobe.

Xénophon [1] raconte que la manière de vie de Socrate était si simple et si frugale, que par rapport à la dépense il n'y avait personne qui ne pût aisément vivre de la même manière : il n'en coûtait presque rien.

Athénée [2] nous apprend qu'un certain Phabin n'avait vécu toute sa vie que de lait [3], et que quantité d'autres vivaient d'une nourriture presque aussi simple.

Pline rapporte [4] que, pendant vingt ans que Zoroastre avait passés dans le désert, il n'avait vécu que de fromage [5], et que néanmoins tout était en lui si tempéré, qu'il ne ressentait point le poids des années.

Dans les siècles passés, ceux qui n'ont usé que d'aliments simples et dans une juste quantité ont vécu plus sainement et plus longtemps que les autres.

C'est ce qu'on remarque même encore chez plusieurs nations.

La *septième règle* est que, *comme toute la difficulté de déterminer et de garder cette juste mesure vient de l'appétit sensuel, chacun doit être persuadé que l'envie de boire ou de manger n'est que trop capable de séduire, et que par conséquent ce ne doit nullement être une règle pour trouver la mesure dont il s'agit.*

1. Xénophon, *Livre des dits et des faits de Socrate.*
2. Théophraste, liv. II.
3. Bayle, de Toulouse, a fait un excellent traité latin sur l'usage du lait pour rétablir les étiques.
4. Pline, Liv. II, ch. XLII.
5. Il y a bien de l'apparence que c'était du fromage tout frais; rien n'est plus malsain que tout autre.

En voici quatre raisons :

La *première*, c'est que la nature n'a donné à l'homme, et même aux autres animaux, l'appétit des aliments que pour la conservation de chaque animal particulier et pour la propagation de son espèce. Ceux donc qui veulent vivre chastement et n'être point accablés d'humeurs, lesquelles ne peuvent que causer des maladies, ne doivent point suivre entièrement leur appétit et doivent retrancher tout superflu.

La *seconde raison*, c'est qu'il y a souvent dans l'estomac quelque humeur maligne qui fait désirer beaucoup plus qu'il ne convient à la santé, comme dans la faim canine, et lorsque quelque suc acide ou mélancolique s'est attaché aux membranes de l'estomac. En pareil cas, il ne faut point suivre son appétit. Si ce sont de telles causes qui excitent une faim violente et une soif, on doit avoir recours aux remèdes de la médecine ; mais, si cette soif et cette faim sont modérées, elles ne méritent pas qu'on y fasse attention.

La *troisième raison*, c'est que la diversité des viandes réveille toujours l'appétit par des goûts nouveaux et de nouveaux assaisonnements. Ceux qui ont soin de leur santé doivent donc éviter une telle variété de mets et ces assaisonnements trop recherchés ; tous les médecins l'enseignent ainsi. Comment toutes ces viandes de nature si différente, chaude, froide, sèche, humide, bilieuse, flegmatique, facile ou difficile à digérer, etc., pourraient-elles former un chyle pur et uniforme [1]?

---

1. Et comment un sang formé de chyle composé de parties si hétérogènes pourrait-il être dans ce parfait équilibre sans lequel on ne peut être dans une parfaite santé?

La *quatrième et dernière raison* est que, comme l'idée que l'on se forme des viandes est toujours agréable, dès qu'elle est tant soit peu forte, elle excite l'appétit, comme l'idée de choses que l'on n'ose nommer en excite le désir. Quoique l'imagination ait plus de force dans ces choses-ci que dans les autres, cependant elle n'en a que trop encore dans ces autres, comme l'expérience l'apprend, principalement à la vue et à l'odeur de certaines viandes. Il faut donc faire en sorte de corriger une telle imagination, pour pouvoir modérer ensuite plus facilement le désir qui n'en est qu'une suite, puisqu'il a pour objet ce que cette imagination représente comme agréable.

Entre autres moyens d'y parvenir, en voici deux qui peuvent beaucoup y contribuer :

Le *premier* est d'éviter la vue de ces sortes de viandes, de peur que leur vue et leur odeur ne réveillent l'imagination et ne donnent envie d'en goûter. La présence d'un tel objet fait impression sur la puissance qui y a rapport. Il est plus difficile de contenir son appétit en présence des viandes, que de ne point les désirer quand elles ne sont pas présentes. Il en est de même de tous les autres objets qui peuvent faire plaisir à l'âme par l'entremise des sens.

Le *second moyen* est de se représenter ces choses qui excitent l'appétit, non comme capables de flatter le goût et l'odorat, telles qu'elles paraissent actuellement, mais comme sales, dégoûtantes, d'une odeur détestable, telles qu'elles vont devenir.

Rien ne paraît ce qu'il est véritablement que lorsqu'il est revenu à l'état où il était à son origine : ce n'est qu'alors que l'on y découvre ce qui y était caché sous une fausse apparence. Qu'y a-t-il de plus dégoûtant et d'une plus mauvaise odeur que les mets les plus délicieux, quelque peu d'altération qu'ils aient soufferte dans l'estomac? Plus la nourriture est exquise, plus elle est sujette à se corrompre, et plus l'odeur en est ensuite insupportable.

Si ceux qui mènent une vie délicieuse n'ont pas soin de porter sur eux quelque espèce de parfum, on s'aperçoit dès cette vie de l'état de corruption ou leurs corps seront après leur mort. C'est ce qui est encore plus sensible dans de certaines fonctions aussi indispensables que naturelles, quoique très humiliantes, et dans l'haleine de ceux qui vivent d'une vie trop sensuelle.

Il n'en est pas de même des paysans et des gens de métier qui ne vivent que de pain, de fromage et d'autres aliments vulgaires, quand ils en usent modérément [1].

Dieu l'a voulu ainsi, afin de nous apprendre à mépriser les délices et à nous contenter de vivres simples. Il faut donc ne penser à ces choses-là que de cette manière, afin d'y accoutumer son imagination.

---

1. On a remarqué dans de certains hôpitaux que, tant que l'on n'y donnait aux pauvres que des nourritures de laitage, on ne s'apercevait point de cette corruption, et qu'on ne commença de s'en apercevoir que lorsque l'on eut commencé à leur donner de la viande.

CHAPITRE IV

Art. I. — *Régime selon les saisons.*

Mais, dira-t-on, ne faut-il pas du moins changer de régime selon les saisons ? Il semble que l'on doit manger davantage l'hiver que l'été.

« En hiver et au printemps, dit Hippocrate [1], le ventre est naturellement le plus chaud et le sommeil le plus long ; c'est donc dans ces saisons qu'il faut donner plus de nourriture ; car la chaleur innée étant la plus abondante, plus de nourriture est nécessaire, témoins les jeunes gens et les athlètes. Pendant l'été et l'automne, la nourriture est supportée le plus difficilement, le plus facilement pendant l'hiver, en second lieu pendant le printemps. »

Il semble, par la même raison, que l'hiver il faille

---

1. Hippocrate, *Œuvres*, trad. Littré. *Aphorismes*, 1re section, 15 et 18, Paris, 1844, tome IV, p. 467.

prendre des aliments secs et chauds, parce que la pituite, alors plus abondante, ne peut se dissiper, et que l'été l'on doive en prendre d'humectants et de rafraîchissants, parce que la chaleur de l'air dont on est entouré dissipe beaucoup d'humeurs et dessèche le corps.

Il paraît véritablement, de l'aveu même des médecins, qu'on doit en user de cette manière, autant qu'on le peut commodément. Si l'on a besoin d'une nourriture plus sèche, comme en hiver et quand il a plu longtemps, il est aisé d'augmenter de quelque chose le manger, et de diminuer le boire à proportion et même les aliments qui ont un peu trop de suc. Si l'abondance de la boisson et des aliments qui ont beaucoup de suc fait du bien dans un temps sec, elle ne peut qu'incommoder quand on a respiré quelques jours un air trop humide et trop froid ; cette sorte d'air cause des fluxions, des toux, des enrouements. Quand on a besoin d'une nourriture plus humectante, on n'a qu'à mêler avec le vin un peu plus d'eau, ou prendre au lieu de vin un peu de bière : c'est une boisson qui humecte et qui rafraîchit assez.

Il ne paraît pas que les saints Pères eussent beaucoup d'égard à cette différence de saisons : ils réglaient pour toute l'année une même sorte de nourriture et dans la même quantité, et ils en vivaient plus longtemps. A présent, on a plus d'égard à ce qui convient à la santé. Mais, si l'on varie les mets conformément aux saisons, ceux qui veulent vivre sobrement peuvent choisir ceux qui leur sont plus convenables.

Art. II. — *Faut-il faire un ou plusieurs repas?*

Lequel vaut le mieux de prendre en un seul ou en plusieurs repas la quantité de nourriture dont nous avons parlé?

Ceux d'entre les anciens qui ont eu beaucoup de soin de garder la tempérance se sont contentés d'un seul repas par jour, qu'ils prenaient après le soleil couché ou à trois heures après midi, comme Cassien le rapporte.

Plusieurs croient cependant qu'en un âge avancé il vaut mieux faire deux repas, mais toujours sobres, à cause de la faiblesse qui accompagne un tel âge; loin de produire une surcharge de nourriture, la digestion s'en fera plus aisément. On pourra donc en prendre sept ou huit onces à dîner, et le soir trois ou quatre, ou sept ou huit le soir et trois ou quatre à dîner selon sa commodité.

Tout dépend principalement de la complexion et de l'habitude. Si l'estomac est rempli de pituite froide et lente, il paraît plus à propos de ne manger qu'une fois par jour. Il faut beaucoup plus de temps pour cuire ces crudités et pour les dissiper; c'est ce que l'expérience nous a fait connaître très clairement. Quand même on croirait ne devoir manger que le soir, il ne faudrait pas laisser de prendre à midi quelque chose, et de nature à dessécher la trop grande humidité de l'estomac; ou, si l'on dîne à midi, il faudra prendre quelque chose le soir, comme un peu de pain avec quelques raisins ou choses semblables

Plus on avance en âge, plus on doit avoir soin de corriger cette humidité de l'estomac et de la tête.

« La sagesse, dit un ancien, réside en un lieu sec et non en un lieu marécageux et plein d'eau ; c'est ce qui fait dire à Héraclite que l'âme du sage est comme la lumière sèche. »

ART. III. — *Faut-il toujours prendre la même quantité d'aliments ?*

Quelqu'un objectera peut-être que de savants médecins n'approuvent pas une manière de vivre si mesurée, de peur que l'estomac ne se resserre et ne s'accoutume tellement à cette quantité précise, que, pour peu qu'on la passe, il n'en ressente une pesanteur considérable, et que cela ne l'oblige de s'étendre plus qu'à l'ordinaire. Pour éviter cet inconvénient, ils conseillent de ne pas s'en tenir toujours si scrupuleusement à la même quantité de nourriture, mais d'en prendre quelquefois plus et quelquefois moins. C'est ce que Hippocrate semble confirmer. « Une diète tenue et stricte est dangereuse [1]. »

Beaucoup de personnes ne peuvent observer cette uniformité de régime, à cause des fréquentes occasions de festins qu'elles ne peuvent ou ne veulent pas éviter, et ne sont point assez maîtresses de leur bouche pour pouvoir garder une tempérance uniforme dans de si fréquentes occasions d'intempérance, principalement lorsque les autres les sollicitent par

---

1. Hippocrate, *Aphor.*, sect. I, 4, Paris, 1844, t. IV, p. 460.

leur exemple à donner quelque chose à la nature. Si elles mangent alors par excès, elles s'en trouvent incommodées ; on vient d'en rapporter la véritable raison. C'est ce qui n'arrivera point à ceux qui sont capables d'éviter ces occasions d'excès et de garder un régime de vie suivi. Rien ne leur convient mieux, principalement s'ils sont d'une complexion délicate ou d'un âge avancé. L'expérience et la raison ne permettent pas d'en douter. Peu importe même de passer de quelque peu cette mesure, pourvu que ce soit rarement. De si petits excès ne sont pas capables d'incommoder, pourvu qu'ils ne soient pas fréquents et qu'immédiatement après on revienne à son régime ordinaire.

Si l'on mange plus que de coutume à dîner, il faut ou ne point souper, ou souper plus légèrement. Si l'on a trop mangé à souper, il faut le lendemain moins manger à dîner ou ne point dîner du tout. Un tel inconvénient n'est donc pas si considérable, que pour le prévenir on doive éviter une vie de régime.

Mais s'il arrivait trop souvent que l'on mangeât avec excès, quelque léger même qu'il fût d'ailleurs, il pourrait être fort dangereux, surtout à ceux qui seraient accoutumés à vivre de régime. Cornaro nous l'apprend par son exemple même [1]. Il rapporte que, depuis l'âge de trente-six ans jusqu'à celui de soixantequinze, il n'avait pris de nourriture par jour que douze onces de solide et quatorze de liquide, et qu'il avait vécu dans une santé parfaite ; qu'ensuite, de

1. Voy. Cornaro, *De la sobriété*, p. 110.

l'avis de quelques médecins et à la sollicitation de ses amis, il avait ajouté deux onces de l'un et de l'autre, et que dès le dixième jour ce peu d'augmentation lui avait causé de très fâcheuses maladies, un fort grand mal de côté, une oppression de poitrine et une fièvre de cinq semaines. Les médecins qui l'avaient mis dans cet état jugèrent eux-mêmes que c'était un homme mort s'il ne reprenait son régime ordinaire.

Je connais un homme qui depuis plusieurs années ne faisait qu'un repas, il soupait, mais il ne prenait à midi que peu de chose, et même quelque chose d'assez sec. A la sollicitation de plusieurs personnes, il prit à midi un peu plus de nourriture et plus humectante. Dix ou douze jours après, ce changement lui causa, pendant quelques semaines, de si grandes douleurs d'estomac et d'entrailles, que l'on croyait qu'il allait mourir. Il fut guéri par de grands remèdes que lui avaient ordonnés de savants médecins. Il retomba une seconde fois dans la même maladie et fut guéri par les mêmes remèdes. A quelque temps de là, il retomba encore malade, pour la troisième fois ; il se trouva même plus mal qu'à l'ordinaire, et cela quelques jours de suite. Il jugea qu'un tel mal ne lui venait que pour avoir changé de régime. Après avoir examiné la chose avec beaucoup de soin, il le reprit. Dès le premier jour, ses maux commencèrent à diminuer, et dès le quatrième ils se trouvèrent tellement diminués, qu'il ne lui resta plus qu'une grande faiblesse, qui s'en alla même peu à peu par le secours de ce régime.

Ce n'est ni la quantité des mets, ni leur délicatesse qui peut fortifier un tempérament faible, mais une juste proportion d'aliments convenables.

L'aphorisme d'Hippocrate, cité un peu plus haut, n'est point contraire à ceci : il ne parle que d'aliments si mesurés, et d'ailleurs si peu capables de nourrir, qu'ils ne suffisent pas pour soutenir les forces d'un tempérament. Nous parlons ici d'un genre de nourriture convenable à la nature de chacun, sans en marquer nul de précis, et d'une quantité proportionnée aux forces de l'estomac et propre à maintenir dans une santé parfaite.

Art. IV. — *Ne suffit-il pas de se purger ?*

Mais, dira-t-on, tout le monde ne peut pas garder un régime de vie si exact. N'y a-t-il donc point, pour ceux qui ne peuvent s'y assujettir, quelque autre moyen de se conserver en santé et de vivre longtemps ? C'est de se bien purger au moins deux fois l'année, au printemps et en automne, et de se délivrer par là de toute mauvaise humeur. Ceci ne regarde que ceux qui, d'ordinaire, font moins d'exercices de corps que d'esprit, comme les ecclésiastiques, les religieux, les jurisconsultes et tous les autres gens d'étude.

Mais il faut préparer les humeurs à cette purgation ; c'est le sentiment d'habiles médecins. Elle ne doit point non plus être trop forte, ni de nature à faire d'abord tout son effet. Il faut s'y préparer deux ou trois jours auparavant, par quelque remède qui n'opère que d'une manière insensible. Cette manière fait sans doute plus d'effet et moins de peine [1]. Le premier jour, les entrailles se purgent ; le second, le foie ; le troisième, les vaisseaux où il s'amasse quantité de mauvaises humeurs [2].

Ceux qui ne vivent pas sobrement ajoutent chaque jour quelques crudités, qui passent par les vaisseaux et se répandent dans toutes les parties du corps, qui est comme une éponge.

Souvent, en un ou deux ans, il s'amasse dans le corps plus de deux cents onces de mauvaises humeurs [3]. Ces humeurs se corrompent par succession de temps et causent des maladies qui avancent la mort de la plupart des hommes. C'en est presque la seule cause dans tous ceux qui meurent avant l'extrême vieillesse, à la réserve de ceux qui meurent de mort violente. Il meurt en peu de temps, par la malignité de ces humeurs, au milieu de toute sorte de commodités, une infinité de personnes qui, dans une galère, à ne vivre que de biscuit et d'eau, comme les matelots, auraient pu vivre longtemps et dans une santé parfaite. Pour prévenir ce danger, on n'a qu'à se purger à propos,

1. Elle fait moins de peine sans doute, dès que cette opération est insensible ; elle fait plus d'effet, parce que la nature a plus de loisir de se débarrasser de ce qui l'incommode, et que d'ailleurs le corps en est plus fluide.

2. Cela ne veut dire autre chose, sinon que ces mauvaises humeurs ne peuvent s'évacuer que successivement.

3. Mais il ne faut pas croire que, de tout ce qui s'en est amassé pendant tout ce temps-là, il ne s'en soit point dissipé d'une manière ou d'une autre, quand ce ne serait que par l'insensible transpiration. Autrement, le corps ne serait presque plein que de mauvaises humeurs.

au moins deux fois l'année. Il ne pourra rester alors beaucoup de ces humeurs, et elles ne seront pas si sujettes à se corrompre.

J'ai connu plusieurs personnes qui sont parvenues par ce moyen, sans aucune maladie grave, jusqu'à l'âge le plus avancé.

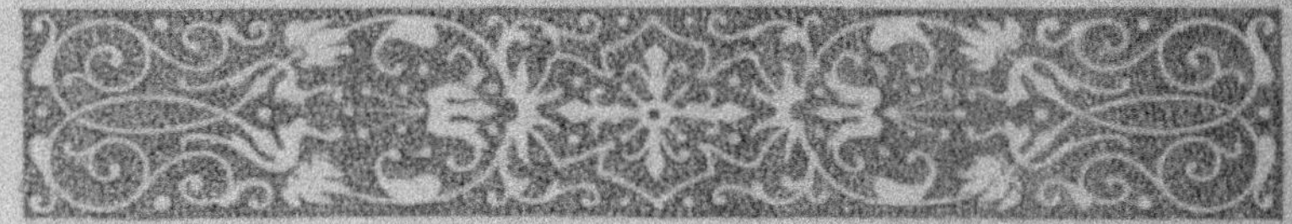

CHAPITRE V

AVANTAGES DE LA SOBRIÉTÉ PAR RAPPORT AU CORPS

ART. Ier. — *La vie sobre délivre et préserve des maladies.*

LA vie sobre délivre et préserve l'homme de presque toutes sortes de maladies, de catarrhes, de toux, d'asthmes, de vertiges, de maux de tête et d'estomac, d'apoplexie, de léthargie, d'épilepsie, de tout autre accident qui peut attaquer le cerveau, de la goutte, de la sciatique, de toute congestion qui cause une infinité de maladies ; enfin elle tempère les humeurs et les maintient dans une juste proportion. Il n'y a point de maladie à craindre partout où les organes sont dans une parfaite symétrie, dans un équilibre parfait. C'est dans cette proportion que consiste la santé ; la raison et l'expérience nous l'apprennent.

Ceux qui vivent d'une vie sobre vivent d'ordinaire d'une vie saine, et, dans les maux qu'ils souffrent, ils ont bien moins à souffrir que ceux qui sont remplis de mauvaises humeurs, lesquelles ne viennent que d'intempérance; il ne leur faut que très peu de temps pour être parfaitement guéris. Je connais quantité de gens naturellement faibles et sans cesse appliqués à des choses spirituelles, et qui ne doivent qu'à leur tempérance leur grand âge et leur santé; les saints Pères et quantité de religieux sont de ce nombre.

Presque toutes les maladies des hommes ne viennent que de ce qu'on prend plus de nourriture que la nature n'en demande et que l'estomac n'en peut parfaitement digérer. La preuve en est que la plupart des maux ne se guérissent que par évacuation.

On ne saigne, on n'applique les ventouses, on ne donne de certains remèdes, que pour dégager la nature; c'est encore pour cette raison qu'on ordonne l'abstinence et qu'on prescrit un régime de vie très frugal. Cette manière de guérir les maladies prouve qu'elles ne viennent que de réplétion. Les maux ne se guérissent ordinairement que par quelque chose de contraire à ce qui les a causés. « Les maladies qui proviennent de plénitude, dit Hippocrate [1], sont guéries par évacuation; celles qui proviennent de vacuité par réplétion, et en général les contraires par les contraires. »

Mais celles-ci sont rares, si ce n'est dans un long siège où l'on manque de vivres, ou dans un long voyage de mer, ou dans de semblables occasions. En ce cas-là, il faut purger les humeurs que la chaleur naturelle a trop recuites faute d'aliments, ensuite

---

1. Hippocrate, *Aphorismes*, sect. II, 22, édition Littré. Paris, 1844, t. IV, p. 477.

nourrir et fortifier le corps, mais insensiblement, et n'augmenter sa nourriture que peu à peu. Il faut faire la même chose dans les grandes maladies, pour réparer les forces épuisées par de trop grandes évacuations.

Si presque toutes les maladies ne viennent que de ce qu'on prend plus de nourriture que la nature n'en demande, il s'ensuit que, si l'on n'en prend que ce qu'elle en demande, on ne sera sujet à presque nulle sorte de dérangement. On le peut inférer de ce même passage d'Hippocrate : « *Pour se bien porter, il faut toujours demeurer sur son appétit et faire quelque exercice* [1]. »

Les crudités sont la source la plus ordinaire de toutes les maladies. « On ne peut tomber malade, dit Galien, tant que l'on évite avec soin tout ce qui peut causer des crudités ; l'intempérance en tue plus que l'épée. » « Plusieurs, dit la sainte Écriture, abrègent leurs jours par leur intempérance, au lieu que par l'abstinence ils les prolongeraient. N'ayez d'avidité, dit-elle un peu auparavant, en aucun repas, ni ne vous abandonnez à aucune sorte d'aliment. » L'excès des viandes ne fait qu'affaiblir la nature et causer des crudités qui sont des sources de maladies. On nomme *crudité* ce qui n'a pu se digérer parfaitement. Lorsque l'estomac ne cuit qu'à demi les aliments, ou parce qu'ils sont indigestes, ou à cause de leur trop grande variété dans un même repas, ou faute d'un temps suffisant pour

---

[1]. Si pour bien se porter il faut observer ces deux choses, comment, à plus forte raison, peut-on y parvenir en n'observant ni l'une ni l'autre ?

une digestion parfaite, le chyle qui se forme des parties les plus succulentes des aliments est formé de crudités qui causent quantité de maux; elles remplissent les entrailles et le cerveau de pituite et de bile; elles causent beaucoup d'obstructions jusque dans les plus petits vaisseaux; elles gâtent le tempérament et remplissent enfin tout le corps d'humeurs corrompues, d'où naissent de très fâcheuses affections.

Tant que le chyle est encore trop cru dans l'estomac, et c'est ce qu'Aristote appelle *corruption* et non pas digestion, il n'est pas possible que le sang puisse se purifier parfaitement dans le foie; la seconde digestion ne peut rectifier la première; et, loin que d'un mauvais sang il puisse se faire une bonne nourriture, il faut nécessairement que le tempérament se ressente d'une telle corruption et qu'on devienne sujet à quelques maladies. Cette crudité de chyle est encore cause que les vaisseaux répandus par tout le corps se remplissent d'un sang impur et mêlé de quantité de mauvaises humeurs, qui se corrompent de plus en plus, s'enflamment à la première occasion de fatigue, de chaleur, etc., et causent de dangereuses fièvres, dont une infinité de personnes meurent à la fleur même de leur âge; un bon régime préserve de tous ces inconvénients.

Tant que l'on ne prend de nourriture qu'autant que l'on peut aisément en faire la digestion, on n'a point de crudités à craindre, il se fait un chyle convenable à la nature; de cette sorte de chyle il se fait un sang pur, et c'est le bon sang qui fait le bon tempérament; les humeurs en sont moins sujettes à se

corrompre dans les vaisseaux; il ne se trouve dans
les entrailles ni obstructions, ni superfluités, qui, le
plus souvent, causent des maux de tête et d'estomac.
Ce régime nous maintient dans un bon tempérament
et dans une santé parfaite. L'un et l'autre dépendent
d'une juste proportion et d'un parfait équilibre d'humeur; il ne doit y avoir dans aucune partie du corps,
aucune obstruction capable d'empêcher les esprits et
le sang d'y avoir un cours entièrement libre.

Non-seulement la sobriété empêche les crudités et
tout ce qui en est une suite, elle consume encore les
humeurs superflues, et même bien plus sûrement que
les excès du corps. Virinque le fait voir savamment [1].
Le travail exerce toujours quelque partie du corps
plus que les autres : c'est ce qui souvent trouble les
humeurs, échauffe considérablement, et cause des fièvres, des pleurésies, des fluxions très douloureuses.
L'abstinence fait son effet jusque dans les parties les
plus intimes, jusque dans les moindres jointures, et ne
fait d'évacuations que d'une manière aussi douce
qu'uniforme. Elle subtilise les humeurs les plus grossières, elle dégage les pores, elle consume les superfluités, elle ouvre les conduits des esprits, elle rend
ces esprits plus purs, sans troubler les humeurs, sans
causer des fluxions fâcheuses, sans échauffer le corps,
sans mettre en danger de maladies, et l'esprit même
n'en est que plus libre dans ses opérations.

On ne peut néanmoins disconvenir que les exercices du corps qui ne passent point de justes bornes et

---

1. Virinque, *De la diète*, ch. III, IV et V.

qui se font à propos ne soient utiles et même nécessaires.

Mais la plupart de ceux qui vivent sobrement et qui
ne s'appliquent qu'aux choses de l'esprit n'ont pas
besoin d'exercices de longue haleine, qui d'ailleurs
consumeraient trop de temps : ils peuvent se contenter
d'un quart d'heure ou d'une demi-heure d'une sorte
d'exercice qu'on peut prendre avant le repas sans sortir
de sa chambre, qui est en usage chez les personnes les
plus graves et surtout de professions sédentaires, et
qui n'a rien d'indigne d'eux. Il se fait de deux manières : l'une, à prendre dans chaque main des poids
d'une livre ou d'une livre et demie chacun, et de se
secouer les bras en tous sens, comme si l'on combat-
tait en l'air ; l'autre manière consiste à prendre des
deux mains un grand bâton qui ait à chaque bout
une livre ou une livre et demie de plomb, et, en
laissant entre les deux mains un intervalle de quatre
pieds, à se secouer les bras comme on vient de le dire,
ou seulement autour de soi ; rien n'exerce mieux les
muscles de la poitrine et des épaules, et ne dissipe
mieux les humeurs qui embarrassent les jointures [1].

On peut voir ce que dit Mercurialis [2] de ces deux
sortes d'exercices et de quelques autres.

---

1. Rien n'est donc plus propre à délasser. La lassitude ne
vient que d'humeurs qui embarrassent les jointures et les
muscles, et qui les empêchent de se mouvoir dans une entière
liberté.

2. Mercurialis, *De arte gymnastica,* libri sex. Paris, 1577. —
Voyez aussi Leblond et Bouvier, *Manuel de gymnastique hygiénique et médicale.* Paris, 1877.

CORNARO.   12

Art. II. — *La vie sobre éloigne les causes extérieures des maladies.*

La vie sobre préserve des maladies qui viennent de crudité et de corruption, et précautionne même contre leurs causes extérieures.

Ceux dont le corps est pur et les humeurs tempérées ne sont pas si sujets à se trouver incommodés de chaleur, de froid, de fatigue ni de rien de semblable, que ceux qui sont chargés de mauvaises humeurs, et, s'ils en ressentent quelque incommodité, ils en sont plus aisément et plus tôt guéris.

Il en est de même quand on se fait quelque contusion, quand on se démet, quand on se rompt quelque os : il ne se jette point d'humeurs sur la même partie offensée, ou il ne s'y en jette que très peu, et rien n'est plus capable d'en empêcher la guérison et de causer même de vives douleurs et de grandes inflammations que lorsqu'il s'y fait quelque dépôt; Cornaro [1] le prouve bien clairement par sa propre expérience.

La vie sobre préserve de la peste. Tant que le corps est pur, on résiste plus aisément à un tel venin. C'est cette frugalité qui préserva Socrate de la peste dont Athènes fut ravagée [2].

Art. III. — *La vie sobre adoucit les maux qu'elle ne peut guérir.*

La vie sobre guérit tous les maux qui peuvent se guérir et adoucit les autres.

1. Cornaro, *De la sobriété*, chap. II, p. 134.
2. Laerce, *Vie des philos.*, liv. II.

On éprouve même tous les jours que l'esprit n'en est que plus en état d'agir.

Les ulcères du poumon, les squirres [1] du foie ou de la rate, la pierre qui se trouve quelquefois dans les reins ou dans d'autres parties, l'intempérie d'entrailles, quelque invétérée qu'elle puisse être, et l'eût-on de naissance, les descentes et les autres accidents de cette nature, n'empêchent point de vivre longtemps, d'être toujours dans une parfaite sérénité d'esprit et en état de s'appliquer à des choses qui n'ont point de rapport aux sens.

Rien n'est plus capable d'irriter ces maux et de faire mourir en peu de temps que l'intempérance ; mais les incommodités sont très rares et très aisées à supporter dans le cours d'une vie de régime.

Art. IV. — *La sobriété fait vivre longtemps.*

Quand on a vécu sobrement, on meurt presque sans peine et de pure défaillance de nature. Les anciens Pères, qui se retiraient, les uns dans les déserts, les autres dans les monastères, ont vécu très longtemps, quoiqu'ils vécussent très durement. Leur extrême sobriété leur faisait même trouver des délices dans une vie qui d'ailleurs n'était rien moins que délicieuse. Saint Paul, premier ermite, saint Antoine, saint Paphnuce, Hilarion, saint Jacques l'Ermite, originaire de Perse, saint Macaire, saint Arsène, précepteur de l'empereur Arcadius, saint Siméon Stylite, dont l'abs-

1. Ou corps étrangers.

tinence et les travaux paraissent si fort au-dessus de la nature humaine, saint Romuald Italien [2], Udalric, évêque de Padoue, saint François de Paule, saint Martin, archevêque de Tours, saint Epiphane, saint Augustin, saint Remy [2], le vénérable Bède, et un grand nombre d'autres, de l'un et l'autre sexe, dont il serait trop long de rapporter les noms, ont vécu de la manière du monde la plus austère, et ils n'ont pas laissé de vivre, les uns au moins soixante-dix ans, d'autres quatre-vingt, d'autres cent, quelques autres même jusqu'à cent vingt [3].

On ne saurait dire que ce n'ait point été par la force de la nature, mais par un don surnaturel, que ces personnes sont parvenues à un si grand âge ; on en a vu trop d'exemples, sans compter ceux qui sont morts d'accident. Il y a bien de l'apparence que saint Jean l'Evangéliste, le seul des apôtres qui ne soit point mort de mort violente, a au moins vécu cent ans ; saint Siméon en avait cent vingt quand il souffrit le martyre ; saint Denis l'Aréopagite en avait plus de cent ; saint Jacques le jeune en vécut quatre-vingt-seize, quoique dans de continuels jeûnes et dans une prière continuelle.

La longue vie n'est pas un don qui ne soit réservé qu'aux saints ; les Brahmanes même, chez les Indiens,

1. Fondateur des Camaldules.

2. Archevêque de Reims. De tels exemples sont d'autant plus admirables, que la vie en elle-même la plus laborieuse et la plus pénible est celle d'un évêque qui connaît ses devoirs et qui sait les remplir.

3. Voy. Hufeland, l'*Art de vivre longtemps ou la Macrobiotique*. Traduction nouvelle, Paris.

ceux des Turcs qui font profession de suivre exactement les superstitions de Mahomet, et qui mènent une vie très abstinente et très austère, ne doivent leur grand âge qu'à leur grande frugalité. « Les Esséniens, dit Josèphe [1], vivaient très longtemps; plusieurs d'entre eux parvenaient à l'âge de cent ans, par la simplicité et le bon régime de leur vie : ils ne vivaient que de pain et de bouillie. » Démocrite et Hippocrate vécurent cent cinq ans, Platon plus de quatre-vingts.

Enfin, quand l'Ecriture dit [2] que l'abstinent vivra longtemps, elle parle en général de quiconque garde l'abstinence et non pas des saints seulement.

J'avoue néanmoins que les impies, principalement les homicides et les blasphémateurs, ne vivent pas longtemps pour la plupart, quelque tempérés d'ailleurs qu'ils puissent être dans leur manière de vivre : la justice de Dieu ne manque jamais de les poursuivre. Au moins ne meurent-ils point de corruption d'humeurs, mais d'une mort violente.

Pour revenir aux intempérants, il est certain qu'ils ne sauraient vivre longtemps. Rien n'épuise tant les esprits et n'est plus capable d'affaiblir et de détruire la nature.

Mais, dira-t-on, l'intempérance de quelques-uns ne les empêche pas de parvenir à l'âge le plus avancé. Ces exemples sont rares, et d'ordinaire ces personnes ne sont pas d'un tempérament bien robuste. La plupart de ceux qui mangent beaucoup meurent avant le

1. Josèphe, *Guerre des Juifs,* liv. II, ch. II.
2. *Eccl.* 37.

temps; et si ceux qui vivent sans règle vivaient de régime, leur vie en serait sans doute et plus longue et plus saine, et ils seraient mieux en état de faire usage de ce qu'ils peuvent avoir d'esprit et d'érudition. Il n'est pas possible que ceux qui ne vivent pas frugalement ne se remplissent de mauvaises humeurs, qu'ils ne soient souvent attaqués de maladies, et que, sans faire tort à leur santé, ils puissent s'appliquer longtemps à des choses qui demandent quelque contention d'esprit. Toute la force de la nature et des esprits doit être occupée à la digestion des aliments, et, si l'on détourne avec violence ce que ces esprits ont de vigueur, leur coction ne se fera que très imparfaitement, ou sera la source de crudités; la tête se remplira de vapeurs qui offusqueront l'esprit et causeront même de la douleur, si l'on s'applique trop fortement. Ces personnes ont souvent besoin d'exercices corporels ou de remèdes capables de dégager le corps; et, quelque long temps qu'ils vivent, c'est toujours peu, du moins par rapport à l'esprit et à ses fonctions. La plus grande partie de leur vie est employée à des besoins corporels. C'est la chair qui devrait être l'esclave de l'esprit; c'est au contraire leur esprit qui est l'esclave de leur chair. Une telle vie convient-elle à un homme qui, dans l'usage des choses sensibles, ne doit avoir que des objets spirituels, et maîtriser continuellement ses sens et ses passions?

Si ceux qui sont d'une complexion délicate vivent de régime, ils sont bien plus sûrs de vivre longtemps et en santé que ceux qui sont les plus robustes et qui vivent dans l'intempérance. Ceux-là n'ont point de mauvaises humeurs, ou du moins en telle abondance qu'elles puissent causer des maladies ; ceux-ci se remplissent, dans le cours de quelques années, de quantité d'humeurs, qui se corrompent de plus en plus, et qui deviennent des occasions de maladies fâcheuses et souvent mortelles.

Aristote[1] raconte, qu'un certain philosophe, nommé Hérodique, quoiqu'il fût d'un tempérament très faible et qu'il fût même étique, avait vécu cent ans par le moyen d'un bon régime. Platon en fait aussi mention.

Galien rapporte qu'il y avait de son temps un certain philosophe qui avait fait un livre où il prétendait enseigner l'art de vivre sans vieillir, jusqu'à l'âge le plus avancé. Galien prouve clairement que cette prétention est vaine et chimérique. Ce philosophe fait voir par sa propre expérience que cet art lui avait au moins servi à prolonger sa vie. A l'âge de quatre-vingts ans, où il était si épuisé qu'il n'avait plus que la peau et les os, il trouva le moyen, par cet art qui consistait uniquement dans un régime particulier, de vivre encore longtemps, et il ne mourut que d'étisie et de langueur.

Galien rapporte encore que « ceux qui ne sont point naturellement d'une complexion délicate peuvent par le secours de ce même art parvenir à l'âge le plus avancé dans une entière liberté de leurs sens, et même exempts de toute maladie et de toute douleur. Quoique je sois, ajoute-t-il, naturellement maladif et que ma profession ne m'ait pas permis de vivre toujours d'un régime uniforme, depuis l'âge de vingt-huit ans

1. Aristote, *Problèmes.*

que j'ai mis cet art en usage, je n'ai eu aucune maladie, ou tout au plus que quelque fièvre éphémère [1]
qui ne venait que de fatigue. »

Ceux qui vivent de régime non seulement parviennent à l'âge le plus avancé, exempts de maladies et de
douleurs ; mais ils n'en ressentent pas même à la mort ;
ils ne meurent que par une simple dissolution, ou de
pur épuisement, comme une lampe qui s'éteint faute
d'huile.

Une lampe s'éteint ou d'un souffle ou avec de l'eau,
ou par manque d'aliment.

La vie de l'homme est comme une lampe, qui peut
s'éteindre ou par une violence étrangère ou par une
abondance de mauvaises humeurs, ou par épuisement.
La chaleur naturelle même n'est que trop capable de
s'épuiser par succession de temps ; et c'est ce qui se
fait par l'insensible transpiration, à peu près comme
de l'eau ou de l'huile par le moyen du feu.

Dans la première et seconde manière, il se fait une
grande révolution dans la nature ; il n'est donc pas
possible que, pour peu que cela dure, on n'en ressente de grandes douleurs ; comment le tempérament
pourrait-il résister à des effets qui lui sont si contraires ? c'est donc alors avec violence que l'âme se
dégage des liens du corps.

Mais de la troisième manière on ne ressent aucune
douleur ou l'on n'en ressent que de très légères. Le
tempérament se détruit lui-même, d'une manière insensible : l'humide radical et la chaleur naturelle, les

---

1. C'est-à-dire d'un jour.

deux premiers principes de la vie, se consument peu à peu. A mesure que diminue cet humide radical, la chaleur diminue aussi, et dès que l'un est consumé, l'autre s'éteint comme une lampe. C'est de cette manière que meurent presque tous ceux qui vivent de régime, à moins que ce ne soit de mort violente. Ils se préservent par la diète de tout ce qui pourrait détruire avec violence leur humide radical ou étouffer leur chaleur naturelle. Rien ne les empêche donc de vivre jusqu'à ce que ces deux premiers principes de la vie soient consumés. L'homme mourrait de la même manière, si Dieu cessait de conserver l'un avec l'autre.

Art. V. — *La vie sobre rend le corps plus libre dans ses opérations*

Le cinquième avantage de la vie sobre est de rendre le corps léger, agile, libre dans toutes ses fonctions et dans tous ses mouvements. La pesanteur, l'accablement et la lenteur dans les opérations naturelles ne viennent que d'humeurs qui s'emparent des jointures et les abreuvent par excès. On les évite par le moyen de la diète; il se fait une bonne digestion; il s'en forme un sang pur, et par conséquent des esprits aussi purs que ce sang et qui donnent au corps tout ce qu'il peut avoir de vigueur et d'agilité.

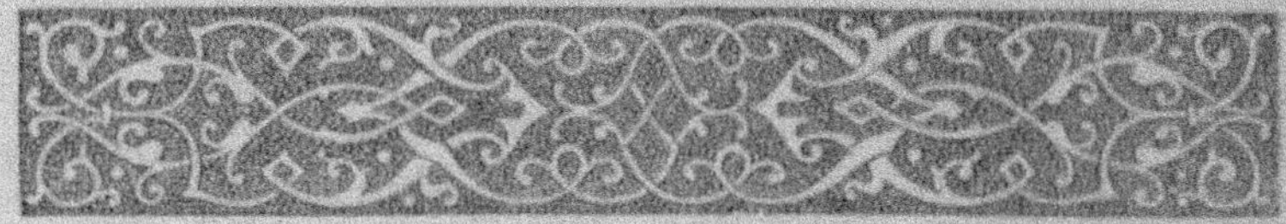

CHAPITRE VI

ous avons rapporté cinq sortes d'avantages de la sobriété par rapport au corps ; voyons présentement ceux qui se rapportent à l'esprit. Ils peuvent de même se réduire à cinq sortes.

ART. I. — *La vie sobre donne de la vigueur aux sens.*

La vie sobre donne de la vigueur à l'esprit, dès qu'elle en donne aux sens extérieurs.

La vue s'affaiblit avec l'âge ; des humeurs superflues et des vapeurs s'emparent des nerfs optiques et ne permettent pas aux esprits d'y avoir un cours entièrement libre. La vie sobre prévient un tel inconvénient ; on y remédie beaucoup par l'abstinence des choses trop grasses, de vins trop forts et trop fumeux, de cidre trop épais [1], de boissons composées d'herbes aromatiques.

1. Il ne s'ensuit pas que le cidre soit plus sain quand il est fait avec plus d'eau que ce qu'il en faut pour le faire ; l'expé-

La surdité ne vient non plus que d'une abondance de mauvaises humeurs. On y peut remédier par le moyen de certains remèdes, à moins que le mal ne soit invétéré et trop enraciné; mais la vie sobre en est le préservatif.

Le goût ne se gâte que lorsque son organe est abreuvé d'humeurs ou bilieuses, ou acides, ou salées et qui font que tout ce qu'on prend paraît ou amer, ou acide, ou salé.

La diète fait trouver plus de goût et même plus de plaisir aux aliments communs et au pain sec, que les intempérants n'en trouvent aux mets les plus délicats et les mieux assaisonnés. Dès que l'on est purgé de ces mauvaises humeurs qui causaient du dégoût, l'appétit revient et fait que l'on trouve dans les aliments le vrai goût et le vrai plaisir que l'on doit y trouver.

C'est par le même moyen que l'on conserve les autres sens.

Ce n'est pas qu'un grand âge ne soit à lui seul capable d'affaiblir la vigueur des sens, principalement de la vue et de l'ouïe; peu s'en faut même qu'il ne les détruise entièrement. La bonne constitution des organes, aussi bien que des autres parties, se détruit peu à peu, à mesure que l'humide radical et la chaleur naturelle se consument; les sensations ne sont plus si vives, les conduits et les pores sont remplis d'une pituite froide, qui est un fort grand obstacle aux opérations de l'âme. Un grand âge rend sujet à quantité de crudités. La

rience prouve le contraire. Cette épaisseur dépend de la qualité du fruit. D'ailleurs, si on le trouve trop fort, on y peut mettre de l'eau, mais seulement quand on en veut boire.

vieillesse n'est que froideur et sécheresse de tempérament causées par l'épuisement de l'humide radical et
de la chaleur naturelle, et nécessairement suivies d'une
abondance de pituite froide répandue par tout le corps.

Art. II. — *La vie sobre adoucit les passions.*

Le second avantage de la vie sobre, par rapport à
l'âme, est de réprimer et d'affaiblir ses inclinations ou
ses passions. Cela seul ne rendrait-il pas cette manière
de vie estimable ? Est-il rien de plus honteux que
d'être l'esclave et le jouet de sa colère, de son intempérance, de toutes les saillies, de tous les emportements
de son imagination ? que de se répandre d'une impétuosité aveugle dans une infâme crapule et dans d'autres excès encore bien plus infâmes ? Est-il rien de plus
indigne que ces excès si contraires à la vertu, si nuisibles à la santé, et même si incompatibles avec l'honneur du monde ? La vie sobre remédie aisément à ces
maux ; elle ôte une partie des humeurs qui les causent
et elle corrige l'autre. Les médecins, les philosophes
et l'expérience nous apprennent que les humeurs sont
en partie la cause de telles passions.

Ceux qui sont trop chargés ou de bile ou d'humeurs
bilieuses, sont ordinairement emportés et impétueux ;
ceux qui sont chargés d'humeurs mélancoliques sont,
à la première occasion, accablés de tristesse ou saisis
de crainte. Si ces humeurs s'enflamment dans le cerveau, elles causent la frénésie et la folie. S'il s'attache
quelque humeur acide aux membranes de l'estomac,
elle cause une faim continuelle et fait que l'on dévore

plutôt que l'on ne mange. Si le sang est trop abondant ou trop bouillant, on en ressent, d'une manière plus vive, les pointes de la concupiscence, principalement à l'occasion des objets qui sont capables de l'irriter.

La raison en est que l'esprit est souvent la dupe de l'imagination, et les images qu'elle se forme sont presque toujours conformes à la disposition du corps et aux humeurs qui y dominent. Les songes des bilieux sont de feux, d'incendies, de guerres, de meurtres; ceux des mélancoliques, de ténèbres, d'enterrements, de sépulcres, de spectres, de toutes choses tristes; ceux des pituiteux, de lacs, de fleuves, d'inondations, de naufrages; ceux des sanguins, de vols d'oiseaux, de courses, de festins, de concerts, de choses même que l'on n'ose nommer. Les songes ne sont que des impressions de l'imagination, quand les autres sens sont assoupis. L'imagination représente d'ordinaire, même pendant que l'on veille, des images qui ont rapport aux humeurs qui dominent principalement à l'occasion du premier objet qui se présente, avant que la raison règle l'impression qu'il est capable de faire sur l'âme. C'est donc l'excès de ces humeurs qui cause tant de désordres.

Comme la bile est une humeur très âcre et très contraire à la nature, elle représente à l'imagination comme quelque chose de préjudiciable, quoi que ce soit qui puisse déplaire dans les discours ou dans les actions des autres. Et comme cette humeur est ardente et impétueuse, l'impression qu'elle fait est vive et forte : on veut repousser promptement ce qui fait de la peine et s'en venger au plus tôt.

L'humeur mélancolique est pesante, froide, sèche, assoupissante, acide, noire, de nature à resserrer le cœur : elle est cause que l'on se forme de tout des idées fâcheuses, tristes, sombres; et comme elle est froide, pesante, d'une nature contraire à la bile, elle n'inspire que la crainte et la lenteur.

La pituite est humide et froide : c'est ce qui rend l'imagination tardive, languissante, sans vigueur, sans vivacité, sans gaité.

La bile rend donc un homme téméraire, audacieux, de mauvaise humeur, sujet à se fâcher de tout, querelleur, impétueux, toujours prêt à jurer, à faire des imprécations, à crier, à tempêter. C'est l'origine de tant de querelles, de batteries, de meurtres parmi les hommes. Ceux mêmes de ces désordres que l'on attribue à l'ivresse ne viennent d'ordinaire que d'une bile dont le vin ne fait qu'augmenter et enflammer la fureur [1].

La mélancolie rend les hommes tristes, pusillanimes, craintifs, ennemis de la société, rêveurs, sujets même au désespoir.

Et comme la bile, tant soit peu échauffée, empêche l'esprit de juger sainement, la mélancolie envoie presque toujours des vapeurs noires au cœur et à la tête.

La pituite rend les hommes lents, languissants, assoupis, craintifs, sujets à l'oubli, enfin peu propres aux grandes choses. Quoique cette humeur ne soit pas un si grand obstacle aux fonctions corporelles que la bile et la mélancolie, c'en est un des plus grands aux

---

1. Voy. Bergeret, *De l'abus des boissons alcooliques.* Paris, 1870.

fonctions de l'âme. La froideur de cette humeur affaiblit la vigueur des esprits, et humecte par excès le cerveau et les conduits de ces mêmes esprits.

La vie sobre remédie à la plupart de ces maux, elle diminue peu à peu les mauvaises humeurs. Ce n'est pas que la nature, principalement aidée de certains remèdes, ne puisse beaucoup y contribuer. Enfin le tempérament du corps ne se rétablit que lorsque le sang est pur et tempéré. La vie sobre rend les hommes affables, doux, complaisants, de belle humeur, de bon commerce, modérés en toutes choses. Un suc naturellement doux rend les inclinations et les humeurs aussi douces; et un mauvais suc, tel que la bile et la mélancolie, principalement si elle est trop abondante, rend les mœurs et les inclinations insupportables.

Et ce qui mérite d'être remarqué, c'est que, si les mauvaises humeurs irritent les passions et même les font naître, les passions à leur tour, par une certaine convenance, enflamment et fortifient ces mauvaises humeurs, qui, enflammées et fortifiées, augmentent encore de nouveau et fortifient ces mêmes passions. C'est ce qui paraît dans ceux en qui la bile domine. Dès que la moindre chose qui les choque se présente à leur imagination remplie de vapeurs bilieuses, ils s'emportent. Ce tempérament irrite les esprits et la bile; cette bile irritée représente à leur imagination d'une manière plus vive et plus forte l'injure qu'ils croient avoir reçue; elle leur paraît alors bien plus grande qu'auparavant, et par là cet emportement même s'augmente et se fortifie. Aussi passe-t-on quelquefois de la colère à la fureur, pour peu que l'on s'entretienne de l'idée de cette injure. Il ne faudrait donc point faire d'attention aux injures qu'on a reçues : ce serait un bien pour le corps aussi bien que pour l'âme. L'humeur mélancolique ne serait toute seule que trop capable de faire imaginer des choses tristes; la tristesse resserre le cœur, souvent même elle pousse au désepoir et à de terribles extrémités.

Art. III. — La vie sobre conserve la mémoire.

Le troisième avantage de la vie sobre, par rapport à l'âme, est de conserver la mémoire. L'humeur froide qui s'empare du cerveau, surtout lorsque l'on vit d'une vie intempérante ou que l'on est avancé en âge, fait d'ordinaire beaucoup de tort à la mémoire. Cette humeur cause des obstructions dans les conduits les plus serrés des esprits; elle assoupit ces esprits eux-mêmes; les idées en sont plus lentes, plus languissantes, plus sujettes à s'évanouir; souvent au milieu du discours elles s'évanouissent tellement, que l'on ne sait plus ce que l'on vient de dire, ou de quoi l'on vient de parler : on demande à la compagnie sur quoi l'on en était.

C'est ce qui peut arriver de trois manières :

Premièrement, lorsqu'une humeur pituiteuse intercepte tout à coup ce qu'elle trouve en son chemin d'esprits, dont l'imagination se sert pour toutes ses opérations; cette interception fait cesser l'idée de la chose conçue et par conséquent en fait cesser le souvenir.

Secondement, lorsque les idées ont été languissantes et que l'on n'y a point réfléchi; l'idée de quoi que ce soit, qui n'est point suivie de réflexion, ne peut laisser de vestige capable d'en conserver le souvenir.

Troisièmement, le défaut de mémoire peut venir de la part des esprits. Quoique le vestige soit en quelque manière suffisant, il arrive souvent que parce que les esprits sont ou épuisés, ou impurs, ou assoupis, ou trop vifs, nous ne pouvons nous servir suffisamment de ce vestige pour rappeler nos idées.

Il arrive même quelquefois que l'on perd entièrement la mémoire, lorsqu'une trop grande quantité de pituite froide cause des obstructions dans les conduits du cerveau les plus étroits, en assoupit les esprits, humecte et refroidit par excès toute la substance du cerveau.

On peut aisément se préserver ou se guérir de tous ces maux par un genre de vie sobre et convenable; mais il faut surtout s'abstenir de toute boisson trop forte et trop fumeuse, ou n'en prendre que très peu. Quoique le vin soit naturellement chaud, cependant, si l'on en boit souvent avec excès, il engendre des maladies froides, des fluxions, des toux, des rhumes, l'apoplexie, la paralysie. La tête se remplit de vapeurs; ces vapeurs s'y condensent en une pituite froide qui cause tous ces maux. Il faut s'abstenir même de tout aliment trop humide et vivre le plus qu'il se peut de choses sèches de leur nature [1], tant pour prévenir ou dissiper les humeurs superflues et les obstructions qui en naissent que pour dégager les conduits des esprits et rendre

1. Ceci ne regarde que ceux qui sont d'un tempérament trop humide.

ces esprits plus subtils et plus propres aux opérations
de l'âme. Le cerveau reprend par là son tempérament
naturel, et en devient plus propre lui-même aux opérations de la mémoire et de l'imagination.

Art. IV. — *La sobriété donne de la vigueur à l'esprit.*

Le quatrième avantage de la vie sobre est de donner
de la vigueur à l'esprit pour ses opérations naturelles
ou surnaturelles.

Ceux qui vivent dans l'abstinence sont vigilants,
circonspects, prévoyants, de bon conseil, d'un jugement droit. S'agit-il de sciences, même les plus abs-
traites, ils n'ont pas de peine à y exceller; s'agit-il de
méditation, de contemplation, ils s'en acquittent avec
beaucoup de facilité, de plaisir et de goût. Quelque
abstinents que fussent les anciens Pères, ils n'en
étaient pas moins dans une continuelle vigueur d'esprit; ils n'en passaient pas moins les nuits entières
dans la méditation des choses divines; et leur âme y
trouvait une si grande consolation, que ce leur était
comme l'avant-goût des célestes délices. Ils ne s'aper-
cevaient point de la durée du temps. C'est principalement par la frugalité de leur vie qu'ils sont parvenus
à une si parfaite santé. Quelques-uns même avaient
le don de prophétie, quelques autres celui de faire des
miracles, et ils faisaient tous l'admiration de tout
l'univers.

Comme ils tenaient sans cesse leur âme élevée vers
les choses d'en haut, et qu'ils ne perdaient jamais Dieu
de vue, ils méritèrent que Dieu s'abaissât vers eux,

pour les éclairer d'une manière si admirable. Aussi Dieu nous dit-il : Approchez-vous de moi, vous serez éclairés. Dieu leur faisait encore part de ses secrets et du don de faire des miracles, afin que les hommes comprissent par là combien une telle vie lui est agréable et qu'ils fussent animés à suivre un tel exemple.

La vie sobre est la plus sûre voie pour parvenir au comble de la sagesse et des vertus. On ne peut même, sans le secours de la sobriété, faire de grands progrès dans les sciences, ni, à plus forte raison, des découvertes dont on puisse faire part aux autres. La tempérance est donc avantageuse, et par rapport aux choses humaines, et par rapport aux choses divines. La sobriété, dit Cassien, est comme la base et le fondement de toutes ces choses [1]. Tous les saints qui ont voulu bâtir la tour sublime de la perfection évangélique ont commencé par cette vertu, comme par ce qui en est le fondement.

C'est ce qui ne laisse pas d'être vrai, quoique la foi soit le fondement de toutes les autres vertus, et par conséquent de tout édifice spirituel. La foi est bien le fondement intérieur, et le premier sur quoi toutes les autres vertus sont immédiatement appuyées ; mais l'abstinence est le fondement extérieur et qui sert à seconder l'autre. Elle éloigne les obstacles à l'usage de la foi et aux opérations de l'entendement ; et, comme l'abstinence écarte ce qui les rend difficiles, désagréables, pénibles, elle leur donne lieu en même temps d'être nettes, faciles, agréables. Tout progrès spirituel dépend

1. Cassien, *De la gourmandise*, liv. V, ch. XIV et XVII.

premièrement de l'usage de l'esprit et de la foi qui y réside. Nous ne pouvons ni aimer quelque bien que ce soit ni haïr quelque mal que ce puisse être sans que l'entendement ne nous le représente comme digne d'amour et de haine. Ceux qui ont reçu le don de ne jamais perdre de vue les choses célestes et divines, n'auront pas de peine à mépriser toutes les choses terrestres, à s'élever à un sublime degré de sainteté et de mérites. La volonté se conforme sans peine au jugement de l'intelligence quand l'intelligence lui propose un objet, non en passant, mais d'une manière vive et continuelle. Ce qui est un obstacle aux opérations de l'esprit, ce qui les obscurcit, ce qui les rend difficiles et pénibles, empêche l'homme, la plupart du temps, de parvenir à un éminent degré de perfection, ni en science, ni en sainteté de vie; au contraire ce qui rend les opérations de l'esprit aisées, libres, nettes, agréables, rend l'homme propre à s'appliquer avec plaisir aux choses spirituelles, et le rend capable d'atteindre à un degré éminent de sagesse.

Comme la sobriété facilite les actions de l'esprit et les rend agréables, c'est avec raison qu'on la nomme le second fondement de la sagesse et de tout progrès spirituel.

Quelles sont les choses qui empêchent la réflexion ou du moins qui la rendent difficile? Une trop grande humidité de cerveau, une abondance de fumées et de vapeurs noires, une obstruction des organes dont l'esprit même dépend dans quelques-unes de ses opérations, une trop grande quantité de sang ou de bile, qui envoient à la tête des vapeurs mélancoliques.

La vie sobre prévient tous ces inconvénients; elle les surmonte même et les corrige peu à peu, avec le secours de quelques remèdes, s'il en est besoin, surtout dès le commencement et avant que le mal soit invétéré. Mais si la pituite ou la mélancolie se sont emparées du cerveau, elles conduisent à la folie, ou du moins à la stupidité; et de tels maux sont incurables. La vie sobre nous rend propres à la méditation; comme le sang est plus pur, les esprits sont plus tempérés; et si l'intempérance a rendu le cerveau trop humide, ou trop froid, ou trop sec, ou trop chaud, la diète le rétablit peu à peu dans l'état où il doit être.

Cet avantage de la vie sobre est extrêmement estimable. Qu'y a-t-il de plus à souhaiter pour un homme, que d'avoir, dans l'âge, même le plus avancé, un esprit sain? que d'être de bonne humeur, que de se sentir dans une entière liberté pour toutes ses fonctions? Est-il rien de plus agréable et de plus avantageux à l'âme? Alors l'expérience d'un long âge fait connaître plus clairement que le monde n'a rien que de vain, de vil, de méprisable. Nous avons plus de dégoût pour les choses de la terre, et plus de goût pour celles du ciel; nous ne perdons point de vue les choses à venir, qui sont à tout moment sur le point d'arriver. Pour nous y préparer dignement, tout ce que nous avons de connaissances acquises depuis l'usage de la raison nous est d'un grand secours, et nous en recueillons les agréables fruits. Après avoir calmé les passions de notre âme et leurs troubles, nous pourrons nous appliquer avec beaucoup de plaisir et de facilité à la méditation des choses divines ; repasser continuellement quelque chose de pieux dans notre esprit. On ne saurait dire avec quelle prodigieuse facilité, quel plaisir, quelle consolation d'esprit, ceux qui sont sobres ont coutume, nonobstant même leur grand âge, de s'acquitter de toutes ces fonctions.

Art. V. — *La vie sobre émousse les pointes de la concupiscence, et elle en éteint même les feux.*

Le cinquième avantage de la vie sobre est de modérer l'impétuosité de la concupiscence, de surmonter les tentations de la chair, et de procurer un grand calme et à l'âme et au corps. C'est ce qui a fait dire à un certain auteur « que, sans Cérès et Bacchus, Vénus ne fait que languir. » Tous ceux même qui se sont signalés par leur sainteté se sont servis de la tempérance comme d'un remède contre les atteintes de la concupiscence.

C'est le remède le plus efficace contre un tel mal. La sobriété en soustrait la matière, la cause mouvante et la cause excitante. J'en nomme la matière, l'abondance de cette matière dont les enfants sont formés dans le sein de leur mère ; la cause mouvante, l'abondance des esprits qui mettent cette matière en mouvement ; et la cause excitante, les images des choses que la pudeur ne permet pas de nommer. Ces images excitent premièrement l'ardeur de la concupiscence ; elles poussent aussitôt les esprits à mettre en mouvement ce qui en est la matière ; et cette impression devient si vive que, si la volonté ne la réprime, le mal s'accomplit entièrement.

Le principal combat que l'homme ait à soutenir, surtout à la fleur de l'âge et tant que la nature est encore dans toute sa vigueur, consiste à faire tous ses efforts pour vaincre cette concupiscence.

La sobriété en soustrait donc la matière et la cause mouvante. S'il y a trop de cette matière dont on vient de parler, la vie sobre en diminue peu à peu la quantité et la chaleur ; elle diminue de même la chaleur et la quantité des esprits par une abstinence d'aliments trop chauds et trop venteux, et de vin ou de cidre trop fort, jusqu'à ce qu'on en soit venu à une juste médiocrité. Et, quand cette matière et les esprits capables de la mettre en mouvement sont tempérés, les images dangereuses cessent d'elles-mêmes de se présenter ; ou, si elles se présentent encore, nous les chassons aisément. Ceux qui vivent sobrement sont la plupart exempts de ces sortes d'imaginations et de tentations, ou n'en sont que fort rarement tourmentés ; la sobriété les empêche aisément de naître ; elle ne permet de manger ou boire que ce qu'il faut pour nourrir le corps. La quantité des aliments ne doit pas se mesurer sur l'appétit, qui n'est capable que de séduire, mais sur la raison, qui ne considère que ce qui convient au corps et à l'esprit.

Si l'appétit n'est capable que de séduire, c'est pour les quatre raisons que nous en avons fait voir plus haut, et que nous pouvons réduire à deux.

La première est que c'est pour la conservation de chaque animal particulier, et même de son espèce, que la nature a donné l'appétit à l'homme et l'instinct aux autres animaux, pour le boire et le manger. Celui qui veut vivre chaste et exempt des aiguillons de la concupiscence, ne doit suivre son appétit qu'autant qu'il faut pour soutenir le corps.

Si l'on s'en tient là précisément, il n'y aura point trop de cette matière dont on vient de parler, et encore moins d'aiguillons de la concupiscence. Cette matière est le superflu des aliments. Dès que l'on n'en prend donc que ce qu'il en faut pour la nourriture, il n'y a plus ou presque plus de superflu.

Ce qui prouve d'ailleurs que l'on n'est que trop souvent la dupe de son appétit, c'est que souvent on désire bien plus qu'il ne convient au soutien du corps et à sa propagation. Ce désir vient d'une mauvaise disposition de l'estomac, comme dans la faim canine, et lorsqu'il s'est attaché aux membranes de l'estomac quelque humeur mélancolique, ou à cause des différentes manières d'assaisonner les viandes, qui continuellement réveillent le goût et irritent l'intempérance, par leur variété et par leur différente saveur. Tous ceux donc qui veulent vivre d'une vie sobre et chaste, tous ceux même qui ont souci de leur santé, ne peuvent éviter avec trop de soin une telle diversité de viandes et d'assaisonnements. C'est ce qu'enseignent tous les médecins, comme nous l'avons dit plus haut.

On peut voir clairement par toutes ces choses que, pour dompter la concupiscence, la vie sobre a beaucoup plus de force que les mortifications du corps, les cilices, les haires, les disciplines, le travail des mains.

Ces choses ne nous mortifient que superficiellement ; elles ne vont point jusqu'à la cause du mal, qui est cachée au dedans. L'abstinence ramène le tempérament à une juste médiocrité.

Ce que l'on vient de dire mérite bien que l'on fasse quelque attention.

Nous avons traité jusqu'ici des avantages de la sobriété, et nous pourrions les prouver par tout ce que les saints Pères en ont dit ; mais, pour abréger, je ne citerai là-dessus que saint Jean Chrysostome. « Le jeûne, dit-il, nous rend en quelque manière tout spirituels, comme de pures intelligences ; il nous donne du mépris pour les choses présentes : c'est une école de prières. Il sert de nourriture à l'âme, de frein à la langue et aux lèvres, d'adoucissement à la concupiscence ; il apaise la colère, il calme les fougues de la nature, il réveille la raison, il rend les idées nettes et vives, il rend le corps dispos, il préserve des illusions de la nuit, il guérit les maux de tête, il rend la vue claire et distincte. Ceux qui jeûnent ont un air sage et grave, une langue libre et dégagée ; ils pensent juste, etc [1]. »

On peut lire quantité de choses semblables dans saint Basile, saint Ambroise, saint Cyprien et plusieurs autres.

[1]. Voyez encore ce que dit ailleurs ce même Père, I, *Homélie sur la Gen.*

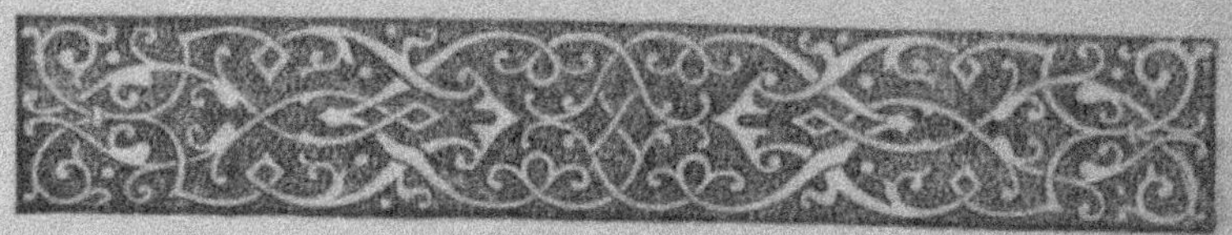

CHAPITRE VII

ais, dira-t-on, c'est quelque chose de bien incommode qu'une telle frugalité de vie, qui oblige de rester toujours sur son appétit. Ne serait-il point plus avantageux de vivre moins, que de vivre d'une telle manière? Et ne pourrait-on pas appliquer à ceci ce que dit autrefois un homme qui ne voulait pas qu'on lui coupât la jambe : « La vie, dit-il, n'est pas digne d'être achetée au prix d'une si grande douleur. »

Il faut convenir que d'abord il y a quelque peine, à cause d'une habitude contraire, et parce que la capacité de l'estomac est plus grande ; mais cette peine diminue peu à peu, et à la fin elle ne subsiste plus. Il ne faut pas passer tout d'un coup d'un excès à l'autre, mais retrancher chaque jour quelque chose, jusqu'à ce que l'on en soit venu à une juste mesure, comme Hippocrate [1] l'enseigne souvent. « Partout,

1. Hippocrate, *Œuvres complètes*, édition Littré. *Aphorismes*, section II, 51, Paris, 1844, tome IV, p. 485.

dit-il, l'excès est l'ennemi de la nature, mais il est prudent de procéder par gradation, surtout lorsqu'il s'agit de passer d'une chose à une autre. » Par là, l'estomac se resserre peu à peu et sans peine, et n'a plus cette avidité qu'il avait auparavant.

Dès que l'estomac est réduit à une juste capacité, il n'y a plus rien de fâcheux dans la vie sobre. Cette quantité, quelque juste qu'elle paraisse, répond parfaitement aux forces de cette capacité nouvelle. La plupart de ceux qui ont accoutumé de déjeuner, et qui ont de la peine à s'en passer, s'en passent ensuite sans peine. Plusieurs même se trouvent si bien de ne point déjeuner, qu'ils voudraient ne déjeuner jamais. D'autres éprouvent la même chose quand ils ne soupent pas.

De même, pour peu que l'on ait l'habitude de s'abstenir de certains aliments, surtout peu salutaires, on s'en abstient sans peine, quelque goût même qu'on y eût auparavant.

Il est donc faux qu'il y ait tant de peine à rester sur son appétit ; mais quand même cela serait, ce qui cependant n'est pas, une telle peine ne serait-elle pas assez dignement compensée ?

La tempérance chasse les maladies ; elle rend le corps agile, sain, pur, exempt de toute mauvaise odeur. La vie sobre fait vivre longtemps ; elle rend le sommeil doux et tranquille ; elle fait trouver agréables les mets les plus communs ; elle donne de la vigueur aux sens et à la mémoire, de la pénétration et de la netteté à l'esprit : elle le rend même capable de recevoir les lumières divines ; elle calme les passions; elle bannit la colère et la tristesse; elle abat l'impétuosité de la concupiscence; elle remplit l'âme et le corps d'une infinité de biens; elle produit même une sage gaieté; enfin une telle vertu est comme l'âme de toutes les autres.

L'intempérance, tout au contraire, fait acheter bien cher ce plaisir si court et si borné qu'elle cause dans le boire et le manger. Elle charge l'estomac, elle cause une infinité de maux; elle rend le corps sale, de mauvaise odeur, dégoûtant, plein de pituite et d'excréments; elle enflamme la concupiscence; elle rend l'âme esclave des sens; elle affaiblit les sensations, elle altère la mémoire, elle rend les idées obscures; elle rend l'esprit et le cœur pesants et peu propres, l'un aux sciences, l'autre à la prière; on en a sans doute et moins de lumière et moins de piété. Quelle étrange sorte de bien est-ce donc que ce qui cause tant de maux?

Le plaisir du boire et du manger ne dure que quelques moments; on ne le ressent que pendant que l'on mange et que l'on boit, et que ce que l'on boit ou ce que l'on mange passe dans l'estomac. Qu'un tel plaisir est de soi-même et vil et méprisable! Nous l'avons de commun avec les bêtes, et il ne flatte que quelques parties du corps, la langue, le palais, le gosier.

C'est cependant pour un tel plaisir que l'on souffre tous les maux qui en sont une suite nécessaire. La seule crainte de se priver d'un plaisir si funeste fait toute la difficulté de vivre sobrement. S'il n'y avait aucun plaisir à boire et à manger, il n'y aurait aucune

peine à n'y point passer les bornes du simple nécessaire; ce plaisir, encore une fois, tout vil et tout borné
qu'il est, est le seul prétendu bien qui se trouve dans
l'intempérance. Quelle dignité n'est-ce donc point à
l'homme de se rendre l'esclave d'un si misérable
plaisir et de l'acheter au prix même de sa santé?

Si les personnes sages examinent avec soin ce que
l'on vient de dire, et qu'ils ne se contentent pas d'un
examen stérile, il est impossible qu'ils ne trouvent
pas plus de plaisir et de facilité à vivre d'une vie
sobre que d'une vie intempérante. Nous rougirons
de la faiblesse de notre âme si elle se rend l'esclave
de nos sens. Comment peut-elle s'assujettir à un
si dur empire, et d'une manière si servile? Comment
ne peut-elle pas résister à des charmes aussi bornés
que méprisables? Qu'y a-t-il de plus honteux que
d'être l'esclave de sa bouche et de son ventre? Qu'y
a-t-il de plus insensé que de renoncer à tous les biens
de l'esprit et du corps, que nous apporte la sobriété,
pour un aussi petit plaisir que celui du boire et du
manger, et que de s'exposer à toutes les incommodités
et à tous les maux dont l'intempérance nous accable?
Misérable sort des mortels, d'être sujets à quelque
chose de si vain et de si frivole, aux ténèbres d'un tel
aveuglement, et à de telles erreurs, et de laisser leur
esprit devenir le jouet d'un bien qui n'est qu'imagi-
naire, comme ceux dont on ne jouit qu'en songe!

Ainsi la sobriété peut être considérée comme la
voie la plus sûre et la plus aisée pour parvenir à la
santé du corps et à la vigueur de l'esprit, pour les
conserver même dans l'âge le plus avancé, et pour

procurer à l'esprit et au corps des biens très grands et très convenables à chacun.

La vie sobre est d'un grand secours, et pour surmonter tous les vices, et pour s'élever même au comble de toutes les vertus.

FIN

TABLE ALPHABÉTIQUE

TABLE DES VIGNETTES

TABLE DES CHAPITRES

II

III

www.ingramcontent.com/pod-product-compliance
Lightning Source LLC
LaVergne TN
LVHW021647060726